Gabriele Schuldt

An jedem Schwanz hängt auch ein Mann

Ein lust- und lehrreiches Sachbuch

MUSKETIERVERLAG

Besuchen Sie uns im Internet:
www.musketier-verlag.de

MUSKETIERVERLAG

Unternehmergesellschaft (haftungsbeschränkt)
Friedrich-Ebert-Str. 35, 28199 Bremen

Lektorat: MusketierVerlag
PR-Konzept: Lenk Communications
Buchdesign: Lenk Communications

1. Auflage, Printed in Germany
ISBN 978-3-946635-02-4

Inhalt

Vorwort

In jedem Lebensalter können Probleme mit der Sexualität auftauchen, von der Kindheit bis ins hohe Alter. Nirgends ist der Mensch so verletzlich, wie in seiner Sexualität.

Die eigene Sexualethik befasst sich mit der Frage, ob das persönliche Sexualverhalten oder das anderer Menschen „gut oder schlecht“, „richtig oder falsch“ ist. Diese Normen sind durch bestimmte Grundeinstellungen, Glaubensvorstellungen und Überzeugungen entstanden, die sich aber im Laufe der Zeit und bei jedem wandeln können. Nicht nur „seid fruchtbar und mehret Euch ...“ steht heute im Vordergrund, sondern die Akzeptanz für Lustgewinnung und Selbstverwirklichung. Das kann wieder zu einer anstrengenden neuen Norm werden.
Gut und böse oder schlecht hängen immer mit unserer Erziehung, unserem Glauben, unseren Gefühlen und den Traditionen in unserer Gesellschaft zusammen. Wir werden alle als sexuelle Wesen geboren, doch befriedigender Sex wurde uns nicht automatisch mit in die Wiege gelegt. Das Gehirn und der Körper sind sehr flexibel. Wir können eine befriedigende Sexualität erlernen, wenn wir es wollen. Sexualität zu empfinden, hört nie auf. Frustration begleitet uns Menschen in vielen Lebensbereichen. Sie ist nicht vermeidbar. Enttäuschungen, etwas nicht zu können, nicht zu bekommen, das Bedürfnis nach Lust- und

Liebeserleben, nach Verwirklichung unserer Wünsche und Träume, begleitet uns. Die Illusion, wie „guter“ Sex sein soll, zu sein hat, wird oft durch die Wirklichkeit vertrieben. Man muss sich klar darüber sein, dass die Verwirklichung der Wünsche und Träume oft nicht erreichbar ist. Es geht nicht darum, die Geschlechter, die Menschen gegeneinander auszuspielen. Weder die Männer noch die Frauen sollen diskriminiert werden. Auch, wenn die eigenen Erfahrungen und Meinungen nicht mit denen der Allgemeinheit übereinstimmen, sollten Achtung, Wertschätzung, Toleranz, Akzeptanz, Gleichberechtigung und Achtsamkeit immer im Vordergrund stehen.
Glücklicherweise können wir bis ins hohe Alter Neues lernen und Anderes auch vergessen. Sexuelle Einstellungen, Bewertungen, Verhalten und Reaktionen können sich immer wieder verändern. Tun Sie’s – oder lassen Sie’s, aber klagen oder beschweren Sie sich nicht bei anderen. Sie haben immer die Wahl und sind für Ihre eigene Befriedigung selbst verantwortlich.
Es gibt viele Gründe, warum man sexuelle Probleme entwickeln kann. Tiefergehende Ursachen wie psychische, psychiatrische, genetische Anlässe, traumatische Erlebnisse oder körperliche Handicaps können im Rahmen dieses Buches nicht berücksichtigt werden. Bitte wenden Sie sich an die entsprechenden Fachberatungen.

Jegliche Ähnlichkeit mit lebenden oder verstorbenen Personen ist rein zufällig.

Frust mit der Lust

Ja, nun sind wir also geboren und haben, wenn alles gut gegangen ist, alle unsere Sinne beisammen. Noch nicht ganz fertig ausgeprägt, aber schon nützlich, um uns Befriedigung zu verschaffen. Schon im Mutterleib konnten wir das Schmecken, Fühlen und Saugen erlernen. Letzteres sollen wir angeblich mit einem Jahr verlieren, aber manche Menschen können sich das lustvolle Saugen, ob an der Zigarette oder Flasche, oder woran auch sonst, bis ins hohe Alter nicht abgewöhnen. An der Brust ist es ja auch zu gemütlich, weich, warm und dann noch die süß schmeckende Muttermilch! Es ist so beruhigend, vermittelt Geborgenheit und satte Entspannung. Eine angenehme Form der Selbstbefriedigung, auch – wie vermutet wird – der sexuellen Lust.

Wir hören die hoffentlich angenehme Stimme der Erwachsenen – sanft, beruhigend – und nehmen mit der Haut wahr, wie wir zärtlich gestreichelt werden. Besonders beim Windelwechsel werden wir behutsam gereinigt und gecremt, sodass wir bemerken, welche lustvollen Gefühle dadurch entstehen. Später können wir uns selbst mit unseren kleinen Händen angenehme Gefühle bereiten. Hoffentlich bekommen wir keinen Klaps auf die Finger, sondern dürfen lustvolle Fingerspiele probieren, uns super wohlfühlen, mit und ohne Erektion.

Babys werden gestreichelt, umarmt und hoffentlich gestillt. Sie lernen, dass körperliche Nähe Schutz, Wärme, Geborgenheit und Sicherheit bedeuten. Diese Erfahrungen sind unbedingt wichtig für eine gesunde sexuelle Entwicklung. Wenn eine Mutter leicht stillen kann oder will, sollte sie ihrem Baby so viel Hautkontakt wie möglich zukommen lassen. Man kann auch, wenn man ein Fläschchen gibt, die Brust entblößen und den Kopf des Kindes an sich drücken. Zeigen Sie ihm ihre Liebe, sprechen Sie beruhigend und zärtlich mit ihm, oder baden sie gemeinsam. Wenn mit einem Kind nicht gesprochen wird, kann es das Sprechen nicht erlernen. Wenn einem Kind keine Liebe gegeben wird, wie soll es dann lieben lernen?
Wohlgemerkt: Kindliche Sexualität ist nicht mit der Sexualität der Erwachsenen zu vergleichen. Als Eltern kann es oft erst einmal zu Irritationen führen, wenn beispielsweise die Erektion eines kleinen Jungen bemerkbar und sichtbar wird. Da kaum jemand unbefangen mit der Sexualität aufwächst, kann es sein, dass man erst einmal nicht weiß, wie man damit umgehen soll, will, kann. Manchmal stutzt man und braucht einen Moment, um mit der Situation adäquat umgehen zu können. Auch Eltern wird ja nicht erklärt und beigebracht, wie man darauf kindgerecht reagiert. Wir tun es meist aus dem Gefühl heraus, je nachdem, ob ein positives oder negatives Gefühl zur Körperlichkeit und der eigenen Sexualität vorrangig ist. Kleine Kinder begreifen, erfassen die Welt und auch sich selbst.

Kleinkind und Kindergarten

Früher wurde den Kindern jegliche sexuelle Regung abgesprochen. Man dachte, dass sie keine sexuellen Gefühle oder Empfindungen hätten. Manche Menschen glauben heute noch nicht, dass ein Baby von Geburt an ein Sexualleben haben kann. Es zerstört den Gedanken an die Unschuld – „Reinheit“ – des Kindes. Man nahm an, dass kindliche Masturbation eine üble Angewohnheit war, die Kinder krank seien und es nicht normal wäre. Eltern, Angehörige und Lehrer verharrten in ängstlicher Haltung der kindlichen Sexualität gegenüber, waren besorgt über die möglichen Einflüsse, die „so etwas“ auf die Entwicklung haben könnte. Heute weiß man, dass jedes Kind mit einem mehr oder weniger stark ausgeprägten sexuellen Trieb geboren wird und die ersten Jahre des Lebens entscheidend für die weitere Entwicklung des Sexuallebens sein können.

Das Gute ist, man kann immer lernen, vergessen und neu lernen – auch in der Sexualität. Es ist aber wichtig, zu wissen, dass das familiäre und soziale Umfeld einen erheblichen Einfluss auf die sexuelle Entwicklung des Kindes nehmen kann. Erwachsene vermitteln ihrem Nachwuchs ihre sexuelle Einstellung in vielfacher Weise auch nonverbal. Wissen- und Kommunikationslücken, Gefühls- und Identitätsunsicherheiten tun ihr Übriges. Die Kleinen

bemerken schnell die Unsicherheit der Erwachsenen, verlieren das Vertrauen, hören auf zu fragen, und es kann sein, dass sie sich ihrer körperlichen Reaktionen schämen oder schuldig fühlen. Wenn sie aber gelernt haben, sich durch Selbstbefriedigung gute Gefühle zu erzeugen, werden sie es wohl nicht lassen, sondern heimlich im Verborgenen machen. Sexualität bei Kindern wird nach wie vor unterdrückt. Den Eltern ist es peinlich und viele reagieren abwehrend oder mit Ignoranz darauf. Babys können sich noch nicht sprachlich ausdrücken, reagieren auf viele Reize. Sie lernen im Laufe der Zeit, die kulturell unerwünschten Reaktionen zu unterdrücken, zu vergessen.
Werden die Kinder dann älter, wird abgestillt. Das genussvolle Nuckeln, ob am Daumen oder Schnuller, wird oft mit rabiaten Mitteln aberzogen, und es beginnt die Dressur der „Reinlichkeitserziehung“. Die angenehme warme und feuchte Windel soll endlich verschwinden. Viele Mütter sind stolz, wenn ihr Kind früh „trocken“ ist, obwohl es eigentlich das lustvolle Einkoten noch erleben möchte. Plötzlich ist alles, was mit Kot und Urin zu tun hat, ekelig, unartig, schmutzig. Wie soll ein kleines Kind das verstehen, wo es doch angenehme Gefühle dabei empfindet?
Und: Der Junge kennt seinen Penis, muss ihn beim Urinieren in die Hand nehmen, darf ihn berühren und ist meistens stolz auf ihn. Das Mädchen kann „da unten“ nichts sehen, findet eventuell zufällig die Klitoris. Aber niemand

erklärt ihm, wieso da angenehme Gefühle entstehen und was das ist. Das Schwert zieht man, die Scheide nicht.
Im Kindergarten ist es ebenfalls eher nicht erwünscht, wenn ein Kind einnässt. Es bedeutet mehr Arbeit für die Betreuer/innen, und die anderen Mädchen und Jungen können sich oft sehr verletzend benehmen. Man hört dann häufig die nachgesprochenen Sätze der Eltern, die streng auf die „Reinlichkeit" achten. Kindermund tut Wahrheit kund, und zwar die Wahrheit der Eltern. Was ist so schlimm an einer nassen Hose oder einem nassen Bett, wenn es keine krankhaften Ursachen hat? Schimpfen ist hier kontraproduktiv, denn dem kleinen Kind ist sicher bewusst, dass eine nasse Hose nicht erwünscht ist: Es schämt sich und fühlt sich unzulänglich. Merkt, dass es etwas nicht kann, was die Eltern von ihm erwarten, obwohl es oft noch gar nicht in der Lage ist, die Schließmuskeln zu kontrollieren.
Kinder haben feine Sensoren für das, was gewünscht und von einem erwartet wird. Wenn sie ihre Ausscheidungsorgane noch nicht so gut kontrollieren können, merken sie an den Reaktionen der Erwachsenen, dass sie „falsch" sind, nicht richtig funktionieren, was den gesamten Genitalbereich betrifft. So lange nicht organische oder seelische Probleme vorhanden sind, sollten wir doch etwas gelassener und wohlwollender dem Kind gegenüber damit umgehen.

Geschichte:

Mutter und Kind machen an einem sehr warmen Tag Mittagspause, Mutter auf dem Sofa, das Kind im Kinderzimmer. Es hat nur ein kleines Hemdchen an und die Windel um. Es wird wach, weil es eingekotet hat und zieht sich irgendwie die Windel aus. Mit seinem weichen, warmen Kot hat das Kind vergnüglich ein „schönes“ Bild an die Tapete oder Wand gemalt und ist ganz stolz darauf.

Nun raten Sie mal, wie Erwachsene, die Mutter darauf wohl reagiert! Sicherlich wird kaum jemand das Bild bewundern, sondern ungehalten agieren. Das Kind merkt: Alles, was von „da unten“ am Körper kommt, ist dreckig, schmutzig, ekelig. Bei einem kleinen Kind sind seine Ausscheidungen noch nicht mit Ekelgefühlen verbunden. Das Lustempfinden beim Einkoten ist noch nicht überlagert von den Geboten der Reinlichkeitserziehung. Die Ausscheidungen werden als tolle, selbstständige „Leistung“ begriffen, ein Geschenk für die Mutter oder die Eltern. Der Ekel vor den Ausscheidungen wird später mit der Reinlichkeitserziehung antrainiert, was auf die gesamte Genital- und Analregion übertragen werden kann. Die Kindheitsprägung ist für die gesamte Lebenseinstellung enorm wichtig. „Fehlprägungen“, was auch immer darunter verstanden wird, sind häufig.

Geschichte:

Ein kleiner Junge, etwa 4 Jahre alt, soll sich nach dem Waschen und Zähneputzen für die Nacht umziehen, die Tageskleidung aus und den Schlafanzug an. Plötzlich kommt er ganz aufgeregt zu seiner Mutter und will ihr zeigen, was er Tolles kann. Er hat an seinen kleinen erigierten Penis die Träger des Unterhemdes gehängt und trägt es ganz stolz vor sich her.

Die Reaktion der Mutter könnte sein: „Lass den Unsinn ..., das tut man nicht, und jetzt ab ins Bett.“
Oder eine Mutter oder ein Vater könnten auch sagen: „Das ist ja toll, was Du schon alles kannst!“
Für die sexuelle Entwicklung wäre sicherlich eine positive und wohlwollene Haltung in dieser Situation die bessere. Negative Kindheitserlebnisse, zu wenig Zuwendung, Körperkontakt und Liebe hinterlassen tiefe Eindrücke beim Kind, auf seine spätere, sexuelle Entwicklung und überhaupt zur Sexualität.

Geschichte:

Mütter und Kinder treffen sich auf dem Spielplatz an der Sandkiste. Sie beobachten, natürlich peinlich berührt und ohne wirklich hinzusehen, dass sich ein kleiner Junge ständig in den Sand wirft. Er macht reibende Bewegungen mit dem Unterleib, und es ist deutlich zu erkennen, dass er masturbiert. Der Mutter des Kindes ist es sehr unangenehm. Sie erzählt ganz verzweifelt von ihren zahlreichen Bemühungen, dem Kind dieses Verhalten abzugewöhnen. Andere Mütter, ihnen ist es genauso peinlich, geben hunderttausend gute Ratschläge. Keiner kümmert sich um das Kind. Die anderen spielen völlig unbeeindruckt vergnügt weiter. Einige Mütter verlassen unter fadenscheinigen Gründen den Spielplatz, weil sie Angst haben, das Verhalten des Jungen könnte ihre Kinder „anstecken“.

Diese Situation war ungewöhnlich, weil kleine Kinder „so etwas“ nicht tun. Es bleibt natürlich die Frage, wie und wo es gelernt hat, so exzessiv zu masturbieren. Auch muss in so einem Fall unbedingt geklärt werden, ob ein Missbrauch dahinter steckt. Für alle Beteiligten war die Situation unangenehm. Wie verhält man sich in solch einem Fall? Wie kann man Mutter und Kind unterstützen und beistehen? Sicherlich nicht durch Wegsehen, Ignorieren oder dem Erteilen guter Ratschläge. „Rat-Schläge“ sind oft gut gemeinte Schläge.

Viele sexuelle Spielereien, natürlich unter gleichaltrigen Kindern gemeint, werden schon früh unterdrückt, sei es die Selbstbefriedigung, das Weitpinkeln, das Vergleichen und Anfassen vom Penis, in die Hose gucken, Hose runterziehen usw. Oft sind die Kinder aber auch schon so (er-)verzogen, dass solche Spielereien nicht mehr nur aus Neugierde und Wissensdurst geschehen, sondern dass damit negative Absichten, beispielsweise den anderen unter Druck setzen, erniedrigen oder Macht ausüben, Ärgern, Hänseln, Quälen, verbunden sind.

Sprache

Viele Menschen/Eltern sind unsicher, wie sie die Geschlechtsorgane benennen sollen. Ob nun Schniedel, Piephahn, Zipfel, Pimmel ... viele Namen sind gebräuchlich bei Jungen, aber sie drücken keine Wertschätzung für diesen schönen Körperteil aus.

Bei den Mädchen finden wir eine besonders starke Sprachlosigkeit. Höchstens noch Muschi ist geläufig, wobei es „da unten zwar weich und warm wie bei einer Katze“ ist, aber Haare/Fell sind noch nicht vorhanden. Wie soll das kleine Mädchen das begreifen (aber bloß nicht anfassen). Das Nichtbenannte, Namenlose, nicht Sichtbare ist dann sicher auch nicht so bedeutsam oder wichtig. Das ist keine tolle Erfahrung, um später eine positive Einstellung zu den eigenen Geschlechtsteilen und die Sexualität zu erlangen.

Für die Geschlechtsorgane gibt es nur medizinische Sprache oder „Fäkal-Sprache“. Versuchen Sie doch einmal, sich schöne Wörter für die eigenen Geschlechtsorgane und der Ihrer Kinder auszudenken.

Spielzeug für Kinder

Schauen wir uns mal Barbie und Ken an. Ken ist wohlproportioniert, breite Schultern, Sixpack, schmale Hüften und dicke Muskeln. Barbie hat große Brüste, eine extrem schmale Taille, lange Beine, lange Haare. Ihre Kleidung kommt vom Designer, ist glitzern und sexy. So werden die Kinder mit einem Bild von Erwachsenen konfrontiert, was nicht der Realität entspricht. Rosa und hellblaue Kinder.

Jungen klettern auf Bäume, – was Mädchen nicht sollen, weil man ihnen unter ihren Rock gucken könnte! – buddeln Löcher, spielen mit Autos, der Eisenbahn oder Fußball – was Mädchen angeblich alles nicht können. Aber wir haben Hoffnung, dass doch wohl ein Umdenken – wenn auch langsam – mehr und mehr stattfindet.

Geschichte:

Ein kleiner Junge hatte die alte Babypuppe von der Mutter entdeckt und spielte sehr hingebungsvoll damit. Er ist sehr fürsorglich, und die Puppe hat einen festen Platz in seinem Alltag – und wohl auch in seinem Herzen. Dann nahm er sie eines Tages ganz stolz mit in den Kindergarten. Dort wurde er von etwas älteren Kindern gehänselt: „Iii, der spielt mit Puppen, der ist kein richtiger Junge ... Jungs spielen nicht mit Puppen."

Das Ergebnis: Der Junge war sehr verunsichert, und alsbald landete die Babypuppe in irgendeiner Ecke. Ein Junge spielt ja nicht mit Puppen. Was hat das wohl mir der kleinen Seele des Kindes gemacht?

Es gibt keine rosa Spielzeugautos oder blaue Barbie-Häuser. Auch Legosteine sind für die Jungen oft technische Bausätze, für die Mädchen Haus und Garten. Kaum ein kleiner Junge wird eine Spielküche, Staubsauger oder Besen und Putzsachen geschenkt bekommen, sondern Trecker, Fußball oder eine Holzeisenbahn.

Bekleidung

Schon im Babyalter wird die Trennung der Geschlechter zementiert. Es gibt kaum neutrale Bekleidung, sondern vieles in hellblau für die Jungen und rosa für die Mädchen. Es gibt für Jungs kleinste Oberhemden mit Fliege, Anzüge, Jeans, kariert, gestreift oder für Mädchen bunte Kleidchen mit Rüschen und etliches mit Bling-Bling, Glitzer, Pailletten und Blümchen. Zarte Mädchen, kernig-robuste Jungen.

Geschichte:

Ein Junge, 5-6 Jahre alt, sollte eine neutrale Jeans von seiner größeren Schwester anziehen. Sie war sehr gut erhalten. Die Schwester war gewachsen und ihr passte die Hose nicht mehr. Er weigerte sich hartnäckig, sie anzuziehen. Es war nicht ersichtlich, was er dagegen hatte. Er trug sie einfach nicht. Später kam heraus, dass er die Hose nicht tragen wollte, weil sie „voller Mädchen-Bazillen" wäre, hatten die Kinder ihm im Kindergarten erzählt.

Geschichte:

In der Nachbarschaft waren viele kleinere Kinder, die oft zusammen spielten. Einer hatte ein Handicap, er konnte nicht so gut hören. Er hatte sich mit einem kleinen Mädchen aus der Nachbarschaft angefreundet. Sie spielten oft Verkleiden, und der Junge liebte einen bunten Trägerrock des Mädchens. Er wollte ihn gerne mit nach Hause nehmen und auch dort tragen. Das Mädchen (beide waren etwa 3-4 Jahre alt) gab den Rock als Leihgabe mit. Zwei bis drei Tage später kam die Mutter und brachte den Rock zurück mit der Auflage, dass der Junge beim Spielen keinen Rock mehr anziehen solle. Dahinter stand der Vater. Eine Nachfrage ergab, dass der Vater Angst hatte, sein Sohn könnte schwul werden.

So ist es, wenn die Eltern ihre eigenen Ängste und Vorurteile auf die Kinder übertragen. Natürlich ist es verständlich, doch kann dadurch die kindliche und sexuelle Entwicklung gehemmt und blockiert werden. Wenn Eltern selbst sehr asexuell erzogen wurden, sich mit der eigenen Körperlichkeit nicht auseinandersetzen, wie sollen sie dann den Kindern eine positive Einstellung zur Sexualität vorleben? Eine ältere Frau (etwa 75 Jahre) erzählte ihrer Tochter, dass sie früher gedacht hat, vom Küssen kriegt man Kinder. Sie fragte die Tochter auch, was denn ein Orgasmus wäre, sie würde das nicht kennen, wüsste nicht, wie sich das anfühlt. Unsere armen Großmütter und

Mütter. Wie hatten sie doch viel Frust mit der Lust, wenn sie überhaupt Lust hatten.
Nicht zu vergessen ist die Mentalität des Kindes. Eines ist ruhig, schüchtern, ein anderes sehr aktiv und wissbegierig. Manche Kinder sind zart, andere sehr robust. Allen gemeinsam ist, dass sie sehr feine „Antennen" für Stimmungen und Situationen haben. Ein Kind lernt schon im frühesten Alter durch Mimik, Sprache, Tonfall, Körpersprache, was erlaubt, erwünscht ist und was es tunlichst vermeiden sollte. Sie registrieren sehr genau, wie die Eltern mit ihrer Körperlichkeit umgehen, ob sie liebevolle Blicke austauschen, sich berühren und küssen, sich nahe sind und kuscheln, sich unterstützen und helfen, wie sie miteinander reden, sich achten, sich zuhören, sich ernst nehmen. So werden schon früh Eindrücke gesammelt, wie eine Beziehung zwischen Erwachsenen sein könnte – oder im schlechtesten Fall auch nicht.

Einbeziehen muss man für die Entwicklung des Kindes auch den sozialen, politischen, kulturellen und religiösen Hintergrund. Gerade alles, was die sexuelle Erziehung betrifft, falls sie überhaupt stattfindet, ist mit einem großen Tabu belegt. Es wird nicht darüber gesprochen. Es gelten für Frauen andere Regeln und Verhaltensweisen als für Männer oder Kinder. Alles, was nicht in die eigenen Vorstellungen und die der lieben Mitmenschen passt, macht Angst, wird abgelehnt oder nur im Verborgenen gelebt.

Schule

Viele Kinder freuen sich auf die Schule, in der dann die Geschlechtertrennung leider verfestigt wird. „Du bist ja nur ein Mädchen – Neben Mädchen sitz ich nicht – Die Jungen sind immer so grob, laut und machen nur Unsinn!“ Mädchen sitzen in der Kuschel-/Leseecke, die Jungen toben und rennen herum. Mädchen gehen zum Ballett oder Reiten, Jungen spielen Fußball oder gehen zum Karate. Natürlich trifft es nicht auf alle Kinder und Eltern zu. Es gibt löbliche Ausnahmen. Es geht doch darum, dass die Kleinen selbst herausfinden sollten, wo ihre Stärken liegen, was ihnen gefällt, sie interessiert, sie gerne tun und womit sie sich beschäftigen wollen. Sie sollten sich frei entscheiden können, auch wenn es oft viele Versuche und Zeit braucht, es herauszufinden. Es ist sicherlich nicht gut, wenn Kinder die nicht verwirklichten Lebenswünsche der Eltern stellvertretend leben müssen.
Mädchen können nicht rechnen. Jungen können nicht häkeln. Mädchen sind musisch begabt, Jungen technisch (was sich später in der Sexualausübung oft widerspiegelt!). Viele Vorurteile sind uralt und leben immer wieder auf, sind verfestigt in der Gesellschaft und in unseren Gehirnen.

In vielen Bereichen in der Schule wird schon in den unteren Klassen gemobbt. Wenn beispielsweise im Sportunterricht nicht alles geschafft wird, was die Lehrerin fordert. In unserer Leistungsgesellschaft wird der Selbstwert über die erbrachte Leistung definiert. Besser, schneller, höher. Leistung ist gefragt. Auch diese Forderung wird vielfach später auf die Sexualität übertragen. Immer können und wollen und dabei Höchstleistungen vollbringen.

Und dann die Umkleideräume in den Schulen. „Was hast Du denn für Unterhosen an!?" oder: „... der hat aber einen kleinen, großen, krummen, dicken ... Pimmel!" Solche Aussagen fördern nicht gerade eine positive Einstellung zum eigenen Körper. Bei den Mädchen wird auch alsbald die Knospung der Brüste oder die Behaarung der Vorpubertät, die heute immer früher einsetzt, bemerkt und entsprechend kommentiert, eingeschlossen sexuelle Übergriffe wie in die Brust kneifen, Hosen runterziehen, Bekleidung verstecken und eindeutige sexuelle Bemerkungen machen. Auch, wenn Kinder in dem Alter nicht immer genau wissen, was das alles bedeutet, so wissen sie schon, dass es etwas „Anrüchiges", nicht erlaubt ist. Der Wissenstand und die Entwicklung sind sehr unterschiedlich, sowohl bei Jungen als auch bei Mädchen.

Manche Kinder entdecken, wenn nicht schon früher, in diesem Alter auch die Selbstbefriedigung.

Geschichte:

Ein kleines Mädchen kommt zur Mutter und sagt: „Mutti, wenn ich mich „da unten" anfasse, kribbelt es so schön." Zwei Antworten der Mutter: „Das tut man nicht!" oder „Ja, das ist ein schönes Gefühl, aber mache es nicht draußen!" Die Angst, dass dem Kind in der Öffentlichkeit etwas passiert, ist berechtigt; daher sollte man mit Verständnis und Einfühlungsvermögen erklären, dass manche Leute es nicht wollen oder verstehen, wenn ein Kind sich selbst „schöne Gefühle" bereitet.

(Auch) das Konzentrieren um den „tollsten Penis" bei Jungen kann einen starken Druck auf das Kind ausüben.

Geschichte:

Ein Junge, etwa 11 Jahre alt, kommt angespannt und still aus der Schule. Die Mutter wundert sich, was ihren Sohn wohl bedrückt und fragt nach. Er ist verlegen, sagt nichts, geht längere Zeit in sein Zimmer. Später kommt er zur Mutter und fragt sie, ganz verschämt, fast unter Tränen, ob sein Penis noch wachsen würde, weil er so klein sei. Die Mutter erklärt kindgerecht, dass er sich keine Sorgen machen muss, alle Körperteile noch wachsen und es später nicht auf die Größe (wie viele Männer meinen) ankommt. Lang und schmal – der Frauen Qual, kurz und dick – der Frauen Glück. Lustiger Spruch, stimmt auch nicht immer, denn die Scheide ist sehr flexibel, und es kommt immer darauf an, wie gut <u>*Mann*</u> *mit seinem „besten Stück" umgehen kann.*

Aufklärung/Sexualkundeunterricht

(ab der 1. Klasse vorgeschrieben)

In der Grundschule sind Kinder manchmal noch unbefangen und stellen Fragen ohne Scham. Aufklärung kann in verschiedene Fächer mit einfließen: Biologie, Deutsch, Ethik, Religion, Sachkunde, Geschichte usw.

Frühe und altersgerechte Themen der Aufklärung halten Experten für wichtig, um Wissen auf- und Vorurteile abzubauen. Sexualerziehung sollte bestenfalls in der Familie mit einer vertrauten Person stattfinden. Meist geht es in der Schule um reine Wissensvermittlung, die so neutral wie möglich nahegebracht wird. Kinder haben oft viele Fragen, trauen sich aber häufig nicht, sie zu stellen. Sprechen Sie offen über die Sexualität mit ihren Kindern, so können Sie ihnen eine positive Einstellung dazu vermitteln. Achten Sie dabei auf die Reaktion Ihres Nachwuchses, aber auch auf die eigenen Gefühle. Wo fällt es Ihnen schwer, was ist Ihnen unangenehm, wo haben Sie selbst Wissenslücken? Je unbefangener, umso besser für die sexuelle Entwicklung Ihres Kindes. Und sowohl Mädchen als auch Jungen sollten wissen und lernen: Nein heißt nein. Seien Sie auch dafür ein Vorbild im Alltag.

Schon kleine Kinder stellen die Frage, woher denn die Babys kommen, und: Der Storch bringt sie bestimmt nicht; die Bienen bestäuben wohl die Blumen, Blüten und Pflanzen, aber beim Menschen bringt Blütenstaub schlimmstenfalls Allergien hervor.

In den Schulen kommt es auf die Kompetenz der Lehrer an, wie sie den Sexualunterricht gestalten. Es gibt heutzutage viel Unterrichts- und Anschauungsmaterial zu diesem Thema. Bei den Mädchen sind dies die Eierstöcke, Eileiter, Gebärmutter, Muttermund, Scheide, Scheidenöffnung, Jungfernhäutchen, kleine Schamlippen, große Schamlippen, Kitzler, Venusberg, Bartholin-Drüsen, Harnröhrenöffnung, Behaarung, Brüste, 1. Regel = Menarche. Was geschieht, wodurch wird was ausgelöst usw.? Doch wo bleibt der Hinweis auf die Gefühle, Liebe und Verliebtheit, Beziehung, auf Achtung und Respekt gegenüber dem anderen Geschlecht und alternativen Lebensweisen?

Bei Jungen wird über Hodensack, Hodenmuskel, Hoden, Nebenhoden, Samenleiter, Samenstrang, Samenbläschen, Prostata, Harnröhre, Penis mit drei Schwellkörpern, Eichel, Vorhaut, Venustropfen (Cowpersche Drüsen), nächtliche Erektionen, 1. Samenerguss =Pollution gesprochen. Wo bleiben Gefühle, Liebe, Beziehung?

Wichtig ist, ob und wie die Lehrerin selbst offen damit umgeht, altersgerecht informiert, Probleme und Ängste anspricht und auch die Kinder nicht emotional im „Regen“ stehen lässt. Werden Mädchen und Jungen getrennt unterrichtet, ist es manchmal für sie leichter, Fragen zu stellen, falls nicht alle anonym, sprich per Zettelkasten, gestellt werden (von wegen Penisneid). Mädchen sollten auch wissen, dass sie fast genauso große Schwellkörper haben wie die Jungen, allerdings sind ihre äußerlich nicht sichtbar. Auch, dass es in der Vagina verschiedene Reflexzonen gibt, die Klitoris (Perle der Göttin) ebenfalls erigiert, dass sie wie Jungen eine Vorhaut haben, die sich in den kleinen Schamlippen fortsetzt.
Jungen sollten das ebenso wissen, denn auch, wenn man ihre Geschlechtsorgane sehen kann, sind sie doch nicht wichtiger als bei Mädchen, allerdings leider verletzlicher.
Die Klitoris ist wohlgemerkt das einzige Organ im „Tierreich“, welches nur für die Lust vorhanden ist. Es sei denn, die Wissenschaft findet noch irgendwann etwas anderes heraus.

Wenn also die Aufklärung nicht im Elternhaus frühzeitig, adäquat, vorurteilsfrei und offen vermittelt werden kann, wäre es natürlich wünschenswert, wenn wenigstens in der Schule etwas „Nachhilfeunterricht“ erteilt würde. Aber oft ist es auch zu viel verlangt, die Defizite in der sexuellen Aufklärung des Elternhauses zu beheben. Man kann nicht immer alles auf die Schultern der Lehrer ablegen. Wenn wir uns an die eigene Aufklärung erinnern, wissen wir, welche Fragen bei uns auftauchten, was peinlich war, schambesetzt, wir niemanden fragen konnten, uns verunsicherte, verängstigte und bedrückte.

Stellen Sie sich vor, ein Kind beobachtet oder hört die Eltern beim Geschlechtsverkehr. Die Mutter stöhnt, schreit, verzerrt das Gesicht. Der Vater stöhnt auch, pustet, „begräbt" die Mutter unter sich, sie stoßen mit den Becken aneinander, klammern sich fest usw. Wenn ein Kind nicht weiß, was da gerade geschieht, können starke Ängste hervorgerufen werden. Achten Sie auf das Verhalten des Kindes, wenn Sie vermuten, dass es den Geschlechtsverkehr beobachtet hat und sprechen sie mit ihm, erklären sie, warum Erwachsene sich so verhalten, wenn sie „Liebe machen".

Wenn ein kleineres Kind zufällig seine Eltern beim Geschlechtsverkehr beobachtet, kann das sehr verwirrend sein. Es kann das Geschehen kaum einordnen. Denkt vielleicht, der Vater bedroht die Mutter. Sprechen Sie rechtzeitig mit Ihren Kindern, auch, wie ein Geschlechtsverkehr abläuft, dass es zwar bedrohlich aussieht, aber trotzdem ganz gute Gefühle bereitet – hoffentlich.

Pubertät

Die Zeit der Pubertät wird auch Adoleszenz genannt. Eine Phase der Unsicherheit, nicht mehr ganz Kind mit dem Wunsch nach Geborgenheit und Sicherheit, die durch die Eltern gegeben werden. Die Jugendlichen müssen sich nach und nach von den Eltern lösen, lernen, wie Erwachsensein geht, Verantwortung für sich und ihr Verhalten übernehmen, Entscheidungen selbstständig fällen. Sie müssen lernen, mit den körperlichen Veränderungen zum mehr Männlichen oder mehr Weiblichen (nach unseren gesellschaftlichen Normen) umzugehen. Eine geschlechtliche Identität entwickeln. Verliebtheiten, Trennung und die Unsicherheit des Erwachsenwerdens zu ertragen. Und das alles mit einem Körper und Gehirn, die von der Hormonumstellung überschwemmt werden.

Junge Mädchen werden nicht ermutigt, ihre Genitalien zu erforschen. Es ist auch schwieriger, weil sie eben nicht so sichtbar sind. Außerdem wird „anständigen" Frauen erst seit kürzester Zeit eine eigenständige sexuelle Lust zugestanden. Mädchen sollen auch heute noch nett, freundlich, ordentlich, sittsam und anständig sein. Geschlechtsteile zu berühren und auch anzusehen, ist aber unanständig – das tut man nicht.

Bei manchen jungen Menschen ist die Geschlechtszugehörigkeit nicht so klar. Ihre Geschlechtsrolle steht im Widerspruch zu ihrem ihnen zugewiesenen biologischen Geschlecht. Da die Geschlechtsrolle von der Umwelt schon in frühestem Kindesalter festgelegt wird, und damit die Entwicklung sowie Erziehung, ist es für transsexuelle Menschen oft schwer, die eigene Identität zu finden. Schwierig, Klarheit über die eigene sexuelle Ausrichtung zu bekommen. Hetero-, Homo-, Trans-, Intersexualität. Man nimmt an, dass 3 von 1000 Menschen intersexuell und 7-10 Prozent homosexuell sind. Was sexuell anziehend wirkt, zeigt sich oft schon früh im Leben, darf aber oft nicht wahrgenommen werden. Die sexuelle Identität entwickelt sich nicht nach einer Lebensjahreszahl oder den Wünschen des sozialen Umfeldes – der Familie. Junge Menschen fühlen sich oft mit ihren Wünschen und Fragen alleingelassen.

Es ist natürlich gut, sich auszutauschen und physiologische Gegebenheiten zu benennen. Da die Pubertät heute aber, aus welchen Gründen auch immer, früher beginnt, ist es möglich, dass ein kleines Mädchen schon mit 9/10 Jahren ihre Regel bekommt, die Thelarche (Brustwachstum) beginnt, und sie wissen sollte, dass es keine Krankheit, kein roter Fluch, keine Pest, kein roter Besuch, nicht „mein Scheiß" (wie es oft negativ benannt wird) ist, sondern dass der Körper die frauliche Entwicklung vollzieht. So ein Mädchen kann nun zwar Kinder kriegen, doch die seelische Reife und Entwicklung hinken hinterher. So etwas müssen Kinder ebenfalls wissen, damit die Menstruation/Regel nicht negativ belastet wird, sondern als positiver Entwicklungsschritt gefeiert werden kann. Es ist für jedes Mädchen ein besonderes Erlebnis, oft mit Angst und Scham besetzt, eventuell auch mit Schmerzen und Stimmungsschwankungen.

Liebe Mütter, machen Sie mit ihren Mädchen ein Fest daraus, einen Mutter-Tochter-Tag, ein besonderes Geschenk, eine Wunscherfüllung oder etwas anderes, als zwei „Frauen“, nur mit unterschiedlichem Alter. Wenn Sie aber selbst die Mensis als unangenehm, schmerzhaft und belastend empfinden, könnten Sie eventuell etwas dagegen tun, um diese Tage positiver zu erleben und der Tochter das auch vermitteln.

Geschichte:

Eine junge Frau hatte, wie ihre Mutter (Familientradition), ständig Probleme und Schmerzen während der Regel. Das ging bis zum ohnmächtig werden, oft mit Übelkeit, starken Schmerzen und depressiven Verstimmungen einher. Körperlich und emotional konnte keine Ursache dafür gefunden werden. Diese Probleme beeinträchtigten massiv ihren Alltag, die Arbeit, die Beziehung.

Mit psychologischer Beratung wurde dann herausgearbeitet, was eventuell die Ursachen dafür sein könnten, beispielsweise negative Einstellung zur Menstruation, von der Mutter auf die Tochter übertragen, ungeliebter Beruf, Beziehungsprobleme, unbefriedigender Sex usw. Nachdem für die Probleme Lösungen gefunden wurden, die Menstruation als positives weibliches Element angenommen werden konnte, die Lebensumstände verändert wurden, verschwanden die Schmerzen und Begleiterscheinungen nach und nach. Die junge Frau konnte ihren Körper als „Freundin“ anerkennen und ihn lieben und achten, entsprechend darauf zu hören, was er braucht, ihm etwas Gutes tun und der Seele ebenso.

Bei einem Jungen fängt die Pubertät etwas später an. Es mag sein, dass die Mutter im Bett oder Schlafanzug des Jungen helle Flecken entdeckt, sein erster nächtlicher Samenerguss, Pollution, ist auch ein Zeichen dafür, dass die weitere körperliche Entwicklung stattfindet, er zeugungsfähig wird. Ein Vater könnte dann ebenfalls, wenn

er aufgeschlossen ist, beispielsweise einen Vater-Sohn-Tag machen, gewissermaßen von „Mann zu Mann“ sprechen. Oft wird aber der nächtliche Samenerguss gar nicht von den Erwachsenen bemerkt und das Kind, der Junge, steht alleine vor diesem Ereignis, welches auch Ängste oder Befürchtungen hervorrufen kann. Was die Regel bei Mädchen ist, wissen die Kinder meist, aber wie und wodurch der Samenerguss erfolgt, ist oft nicht so bekannt.
Da diese Reifungsprozesse durch entsprechende Hormonproduktion des Körpers hervorgerufen werden, ist nicht nur der Geschlechtsapparat davon betroffen, sondern der ganze junge Mensch. Gewitter im Kopf, beispielsweise Euphorie, Depression, Antriebslosigkeit, Konzentrationsschwierigkeiten, Schlaf, Müdigkeit, Essen und Interessenverschiebung. Fast alle Bereiche des täglichen Lebens sind von diesen Umwälzungen betroffen, individuell bei jedem Kind, mal mehr, mal weniger. Rebellion und Abgrenzung von den Eltern, der Gesellschaft, treibt oft seltsame Blüten. Denken Sie immer daran, es ist meist nicht wirklich gegen Sie als Eltern gerichtet, sondern es sind die nötigen Entwicklungsschritte zum Erwachsenwerden. Viele Kinder mögen sexuelle Fragen nicht mit ihren Eltern erörtern. Denken Sie daran, wie es bei Ihnen selbst war. Was mochten Sie nicht fragen und wen mochten Sie nicht fragen? Wie haben Sie sich informiert? Kinder spüren ganz genau, ob den Eltern das Thema unangenehm ist oder sie Nacktheit oder Körperlichkeit an sich

ablehnen, das Reden darüber ebenso. Oft hören Sie: „Frag deinen Vater/deine Mutter." Oder „dazu bist du noch zu klein", „ich habe jetzt keine Zeit", „das lernt ihr noch in der Schule" usw.
So merken die Kinder, dass das Thema der Sexualität irgendwie im Elternhaus nicht angebracht ist, und sie werden die Freunde fragen (die auch nicht alles wissen oder schon viel „weiter" sind). Heute ist es auch oft das Internet, welches zur Informationsquelle wird. Problematisch, weil manche Infos viel Chaos im Kind und Jugendlichen anrichten können.

Stellen Sie sich vor, das Kind (12/13 Jahre alt) erhält über Freunde den Zugang zum Internet, bekommt dann aus Versehen oder bewusst Zugang zu Pornoseiten. Die mit erotischen Dessous bekleidete Frau, stark geschminkt, der gut gebaute, muskulöse Mann mit glänzender Haut. Eine wirkliche Geschichte ist nicht zu erkennen. Ruckzuck sind beide nackt, der Mann hat einen „riesigen, steifen Penis", die Frau legt sich bereit, mit lüsternen Augen, Zunge fahrend um die Lippen, Brüste anhebend und knetend, ständige Stellungswechsel. Von vorne, von hinten, alle möglichen Positionen. Der Höhepunkt mit lautem Stöhnen und mit einem Samenausstoß von mindestens 5 Metern.
Wer glaubt, dass junge Menschen durch solche Streifen wichtige Erkenntnisse über die Sexualität erwerben, kennt die Wirklichkeit nicht. Eine allzeit bereite Frau oder

einen „ständig“ potenten Mann wird es kaum geben. Die Kinder aber sehen es nicht als Stimulanz an (besonders für Männer), sondern meinen, so muss Sexualität ablaufen, zumal es bei ihnen durch das Anschauen auch schon zu sexueller Erregung kommen kann. Nichts gegen das Stimulieren, aber für Kinder ergibt sich ein ganz falsches Bild von der erwachsenen Sexualität. Sie können, außer ihren Freunden, kaum jemanden fragen, denn dann würde ja herauskommen, dass sie Pornos geschaut haben. Schauen Freunde zusammen (meist nur Jungs), ergibt sich oft ein Wettbewerb, wer schon mehr geschaut hat und wie man da rankommt. Auch werden solche Filme heruntergeladen und als sogenannte Wichsvorlage ausgetauscht. Wenn ein Gruppenmitglied schon älter ist, kommt oft der „kleine Macho“ durch. Jüngere Kinder, die mitschauen, werden gehänselt oder als zu klein, blöd und unwissend gedemütigt.
Kinder können nicht erkennen, dass Pornos meist Machtspiele sind, und denken vielleicht, dass Sexualität immer so sein muss. Der immer gleiche Ablauf, bei dem Lust und Genuss keine Rolle spielen, nur das „richtige“ Ritual. Aber „richtigen“ oder „normalen“ Sex gibt es nicht. Normal ist variabel und entwickelt sich, verändert sich oft im Laufe der Zeit und der Jahre.

Ja, liebe Eltern, Sie können sich ja gerne so etwas (Pornos) anschauen und davon stimulieren lassen. Aber bitte sorgen Sie dafür, dass Ihre Kinder, so gut es geht, ge-

schützt werden, falls das in unserer sexualisierten Welt überhaupt geht. Zumindest sollte man erklären, dass diese Filme nicht die Realität abbilden, um unter anderem Leistungsdruck, Ängste gar nicht erst hochkommen zu lassen. Man sollte den Kindern besser erklären, dass zum „Liebesakt" auch ein liebevolles Miteinander gehört (wobei nichts gegen einen schnellen Quickie in Hut und Mantel an der geschlossenen Haustür zu sagen ist), Achtung vor der Partnerin, Zärtlichkeit, Berührungen, Zeit, Sinnlichkeit, ganz allgemein und Hingabe.
Achten Sie ganz genau darauf, was das Kind im Netz macht und anschaut. Verbieten bringt nichts, denn dann wird es heimlich gemacht. Besser ist, miteinander zu reden und die Filme zu erklären. Immer im Gespräch bleiben. Jugendliche haben oft zu wenig Gelegenheit, Zeit, Ruhe und Gelassenheit, um ihre Erfahrungen zu verarbeiten oder überhaupt erst einmal selbst Erfahrungen zu machen.

Zurzeit ist es scheinbar gerade „in", keine Schamgrenzen mehr zu haben. Pornos, Sex sind im Internet jederzeit verfügbar. Es wird fast alles toleriert. Frau ist immer geil und bereit, der Mann kann stets und „ständig". In unserer übersexualisierten Welt haben viele Menschen Angst, sich sexuell zu langweilen. Man ist nur cool und in, wenn man sich so oder so verhält, um richtigen Sex zu haben.

Homosexualität

Homosexualität, homo = Wortteil mit der Bedeutung gleich, gleichartig, gemeinsam.

Homosexualität ist eine Bezeichnung für die sexuelle Orientierung, Erregbarkeit und Aktivität mit einem Partner, der dem gleichen Geschlecht angehört. Auch heute ist es immer noch nicht klar, warum ein Mensch sich zum eigenen Geschlecht hingezogen fühlt oder heterosexuell oder bisexuell fühlt und empfindet. Meist werden diese Gefühle in der Pubertät, dem Jugendalter entdeckt, was oft zu einer heftigen Abwehrreaktion führen kann. Viele homosexuelle Menschen spüren schon früh, dass etwas bei ihnen anders ist, können es aber nicht benennen, geschweige denn, sich dazu bekennen. Leider ist „schwul" in unserer Gesellschaft immer noch ein Schimpfwort, und ebenso sind heute oft noch Nachteile für die eigene Lebensweise zu befürchten.
Wenn die sexuelle Identitätsfindung geglückt, das Selbstwertgefühl stabil genug ist, kommt es meist irgendwann zum sogenannten „Outing", das heißt, die Menschen stellen sich ihrer Veranlagung und leben diese offen aus. Etwa jede vierte Frau macht in ihrem Leben homosexuelle Erfahrungen, etwa 1-2 Prozent leben später ausschließlich lesbisch (Wort für weibliche Homosexualität). Jeder zweite Mann hat irgendwann einmal

gleichgeschlechtliche Kontakte, und etwa 2-4 Prozent lieben später überwiegend nur noch Männer. Sexuelle Handlungen von Erwachsenen (ab 18 Jahren) an Jugendlichen unter 16 Jahren sind laut Jugendschutzgesetz gesetzlich nicht erlaubt.

Zum Glück steht auf Homosexualität in den westlichen Kulturkreisen nicht mehr die Todesstrafe, und die Inquisition gibt es auch nicht mehr. Dennoch wird die gleichgeschlechtliche Liebe von manchen Menschen immer noch fanatisch bekämpft, als widernatürlich und sündig, als krankhaft und therapiebedürftig angesehen. Ist nichts mit der so gerühmten Toleranz. Daher ist es verständlich, dass viele homosexuelle Menschen ihre Lebensweise geheim halten. Besonders die Liebe unter Männern wurde schon immer schärfer verurteilt als unter Frauen. Die Entkriminalisierung hat sicherlich dazu beigetragen, dass es mehr und mehr akzeptiert wird, wenn Mann und Mann oder Frau und Frau eine sexuelle Beziehung leben. Auch wenn die Promiskuität unter Männern öfters vorkommt, ist doch meist die Sehnsucht nach einer festen und stabilen Beziehung vorhanden. Da es heute die Möglichkeit gibt, die Ehe miteinander einzugehen, wird es hoffentlich in der Zukunft nicht nur mehr Toleranz, sondern auch mehr Akzeptanz bezüglich einer gleichgeschlechtlichen Verbindung geben.

Normalerweise gibt es durch die Homosexualität überhaupt keine Störungen. Allerdings kann es individuell große Schwierigkeiten mit der eigenen Akzeptanz oder auch mit befürchteten oder tatsächlich vorhandenen Diskriminierungen geben. Selbstzweifel, Angst vor Ausgrenzung, Minderwertigkeitsgefühle, Ablehnung durch Freunde und Familie, berufliche Nachteile usw. können Menschen bis zum Selbstmord treiben. Da ist es hilfreich, sich an entsprechende Beratungsstellen für Schwule und Lesben zu wenden. Es wird Unterstützung angeboten, Kontakte werden vermittelt, und auch schöne Feste unter Gleichgesinnten gefeiert.
Jeder Mensch hat das Recht, so zu leben und zu lieben, wie es ihm in die Wiege gelegt wird. Und noch einmal: Lassen Sie sich nicht darüber definieren, was und wer unter Ihrer Bettdecke (oder sonst wo) liegt und was dort passiert. Seien Sie stolz auf sich. Sie sind ein Mensch wie jeder andere mit einer besonderen Vorliebe. Manch einer isst eben lieber Spargel, andere bevorzugen den saftigen Pfirsich.

Intersexualität

Die Intersexualität ist ein genetischer Defekt bei der Geschlechtsentwicklung oder wird auch als Sexualdifferenzierungsstörung benannt. Oft spielen genetische Faktoren eine Rolle (Turner-Syndrom, Klinefelder-Syndrom).
Manche Menschen werden mit verschiedenen Geschlechtsmerkmalen geboren, beispielsweise mit einem zu kleinen Penis oder einer zu großen Klitoris, bei Frauen eine übermäßige Behaarung, bei Männern eine Brustentwicklung. Auch kann es vorkommen, dass ein Mensch mit weiblichen und männlichen Geschlechtsorganen geboren wird. Babys werden zunächst einem Geschlecht zugeordnet, die dem wirklichen Geschlecht nicht entsprechen muss. Es ist eine Blickdiagnose. Sollten sich irgendwann Symptome zeigen, die der Abklärung bedürfen, muss durch eine gründliche körperliche, hormonelle Untersuchung und eine Chromosomenanalyse eine Intersexualität ausgeschlossen werden.
Als Teil unserer Gesellschaft haben diese Menschen Unterstützung und Akzeptanz verdient und auch die Möglichkeit, ihr Geschlecht selbst zu definieren, wenn es für sie an der Zeit ist.

Buch-Tipp: Sexuelle Störungen und ihre Behandlung, V. Sigusch Thieme

Transsexualität, besser Transidentität

Die Ursachen der Transidentität sind bis heute nicht wirklich geklärt, aber es ist keine Krankheit!
Menschen, die transsexuell sind, zeichnet eine starke und dauerhafte Gewissheit aus, dem jeweils anderen Geschlecht zuzugehören, als dem, welches ihnen bei der Geburt zugewiesen wurde. Oft merken schon Kinder im Vorschulalter, dass bei ihnen etwas anders ist. Sie spüren, dass sie mehr Mädchen oder mehr Junge sein wollen. Für diese Menschen ist es, oft nach schweren inneren Kämpfen, ganz klar, dass sie dem anderen Geschlecht angehören wollen. Je älter sie werden, umso mehr nimmt oft der innere, psychische Druck zu, besonders vor und während der Pubertät. Meist fügen sie sich in die Erwartungen der Familie, der Umgebung und versuchen die Rollenansprüchen zu erfüllen. Es schließen sich sehr individuelle und schwierige Lebensverläufe an, oft begleitet von psychischen oder körperlichen Problemen. Man kann sich sehr gut vorstellen, wie viel Kraft es kostet, sein wirkliches Ich, seine innersten Gefühle zu verstecken oder nur im Geheimen ausleben zu können.
Diese geschlechtliche Nichtübereinstimmung hat nichts mit sexuellen Vorlieben oder Spielarten zu tun, sondern ist eine Frage des Identitätsgeschlechts.

Da die Behandlung – hormonell oder chirurgisch – weitreichende Folgen hat, kaum rückgängig zu machen ist, ist eine größtmögliche Sorgfalt in der Diagnosestellung sehr wichtig. In einem Alltagstest können und müssen die Menschen Erfahrungen sammeln, wie es für sie ist, in der gewünschten Geschlechtsrolle zu leben.
Nach den Richtlinien der **Deutschen Gesellschaft für Sexualforschung**, die gerade überarbeitet werden, wird eine sehr sorgfältige und länger dauernde Differentialdiagnose gestellt, um den Prozess der gewünschten Veränderung einzuleiten; der alleinige Wunsch des Menschen reicht nicht, um eine Transition durchzuführen. Nach dem Transsexuellengesetz ist es erst danach möglich, die körperlichen Veränderungen vorzunehmen, sich dem Identitätsgeschlecht anzugleichen und in dem gewünschten Geschlecht sozial und juristisch abgesichert zu leben.

Kein Mensch kann etwas dafür, wenn er transsexuell ist. Wenn ein Mensch „trans" ist, sagt es nichts darüber aus, was und wen er liebt, ob nun homosexuell, heterosexuell, bisexuell, asexuell – es kommt immer darauf an, zu welchem Partner er oder sie sich hingezogen fühlt.
Es gibt auch Menschen, die nicht wissen oder sagen können, welchem Geschlecht sie angehören wollen oder gefühlsmäßig müssen, sie bleiben unentschieden (in between). Wir sollten diesen Menschen, wie auch allen anderen, nicht zusätzliches Leid durch abwertendes Ver-

halten, Intoleranz oder Diskriminierungen aufbürden. Sie haben unser Verständnis und unsere Unterstützung verdient.

Transgender ist ein Oberbegriff. Er wird als Bezeichnung für Menschen verwendet, die sich mit dem Geschlecht ihrer Geburt nicht abfinden können, sich nicht „stimmig" fühlen. Auch Menschen, die nicht sagen können, ob sie sich als Mann oder Frau fühlen, sich also zwischen den Geschlechtern empfinden, werden so bezeichnet. Es wird diskutiert, ob eine vorgeburtliche Prägung des Gehirns die Ursache sein könnte. Und: Diese Prägung kann nicht mehr verändert werden!

Der **Transvestitismus** ist ebenfalls weitgehend unerforscht. Hierbei werden der Kleidungsstil und das Rollenverhalten des anderen Geschlechts aus unterschiedlichen Gründen angenommen. Bei Männern ist die „Verkleidung" meist auffällig, bei Frauen wird eine männliche Kleidung und burschikoses Verhalten oft mit lesbisch sein in Zusammenhang gebracht.

Travestie ist das Annehmen einer mehr oder weniger schauspielerischen Rolle des anderen Geschlechts.

Kulturwandel – Fleischeslust

Hauptfaktoren für die Entstehung von sexuellen Funktionsstörungen sind eine körper- und sexualitätsfeindliche oder puritanische Erziehung, wenig oder falsche, schlechte Informationen, unreflektierte Normen, hoher Leistungsdruck und das „funktionieren wollen“, wie auch Probleme in Beziehungen und Partnerschaft zwischen Eltern und Kindern. Oft sind Defizite in der Kommunikation und dem Verhalten, welches sich aus Vorgenanntem ergibt, vorhanden. Ablehnung, Hemmungen, keine Akzeptanz des eigenen Körpers und auch von anderen Menschen, können als Ursachen für die Entstehung von sexuellen Problemen beitragen. Liebe Deinen Nächsten (und Deinen Körper) wie Dich selbst! Versuchen Sie, den Kindern ein positives Beispiel zu geben. Gehen Sie achtsam und wertschätzend mit sich selbst um. Kein Mensch ist perfekt, keiner kann immer alles richtig machen. Aus negativen Erfahrungen kann man lernen, später etwas besser zu machen. Kinder danken es meist (manchmal auch nicht), wenn sie ehrlich und aufrichtig sind, ihnen mit Verständnis, Liebe und Wohlwollen während der oft schwierigen Pubertätsphase beistehen.

Abgrenzung und Rückzug sind in dieser Zeit normal, wissen die jungen Menschen oft nicht, wer sie selbst sind oder sein wollen. Gefühle purzeln durcheinander, heute fröhlich und aufgeschlossen, morgen zu Tode betrübt, zugeklappt wie eine Auster. Und noch einmal – liebe Eltern, meist ist es nicht persönlich gegen Sie gemeint, sondern die Unsicherheit, die Ängste, gesteuert von den Hormonen, die die Jugendlichen so reizen, aufsässig oder auch verletzend reagieren lassen.

Geschichte:

Eine Tochter, etwa 15/16 Jahre alt, fing an, sich die Haare schwarz zu färben, schwarzen Nagellack, schwarzen Lippenstift und eine selbst kreierte Tasche, die wie eine Fledermaus aussah, zu tragen. Eine andere Tasche hatte die Form eines Sarges, dazu immer schwarze Lederjacke, Stiefel, Schal. Die Augen waren tiefschwarz umrandet und die Haare wild und unordentlich hochgesteckt. So ging es einige Zeit, bis die Nachbarn fragten, ob die Mutter ihre Tochter denn noch erkennen würde. Dazu endlose Diskussionen miteinander, manchmal auch beiderseitige Wutausbrüche mit Geschrei und Tränen. Danach wieder liebe Umarmung, teilweise Verständnis oder Scham über das eigene Verhalten bei der Mutter und auch der Tochter. Beide waren etwas überfordert mit der Pubertät. Die „schwarze Phase" hielt etwa 1 ½ Jahre an.

Wichtig dabei: Man kann das Verhalten kritisieren, sollte aber nicht die Person absichtlich verletzen oder herabsetzen. Eltern sollten das unterscheiden können, auch sich bei eigenem Fehlverhalten entschuldigen und Fehler eingestehen.

Die körperliche Veränderung, die in der Pubertät geschieht, wird durch die veränderte Hormonproduktion hervorgerufen. Hormone sind Botenstoffe, die für unser körperliches, seelisches und geistiges Wohlbefinden wichtig sind. Sie spielen bei fast allem, was im menschlichen Organismus geschieht, eine wichtige Rolle. Geraten sie aus dem Gleichgewicht oder wird die Produktion verändert, ob von äußeren oder inneren Faktoren hervorgerufen, gerät der Mensch aus der Balance, so wie es in der Pubertät geschieht. Das Hormonsystem ist sehr anfällig gegenüber Störungen. Damit können auch Gedanken gemeint sein, die dann eine veränderte Hormonproduktion auslösen können. Also, denken Sie an fröhlichen, liebevollen, befriedigenden Sex und nicht an negative Dinge!

Durch die Pubertät ergeben sich diverse Veränderungen bei den Jugendlichen. Die Menstruation beginnt, der Bart wächst, die Stimme piepst mal oder brummt, der Körpergeruch kann, bei mangelnder, aber auch trotz guter Hygiene, iltisartig werden. Schlafstörungen, Unruhe, Ängste, Müdigkeit, „null Bock", depressive Störungen können vermehrt auftreten.

Die Zeit der Pubertät ist oft mit vielen Ängsten verbunden. Wer bin ich – wie bin ich – wie „soll" ich mich verhalten – bin ich schön – bin ich cool – bin ich beliebt – bin ich gut (ob in der Schule oder in anderen Dingen) – sehe ich „richtig" (dünn) aus – habe ich ein tolles Elternhaus –

Statussymbole – bin ich sportlich – habe ich tolle oder die „richtigen“ Freunde? Für Kinder wie auch Eltern oft keine einfache Zeit. Die sexuelle Orientierung hat mehr oder weniger Einfluss, die Interessen verschieben sich. Erste sexuelle Erlebnisse und Erfahrungen werden gemacht.

Geschichte:
Ein paar Mädchen (etwa 12 Jahre) treffen sich auf dem Mädchenklo. Es werden Zungenküsse vor dem Spiegel am Unterarm geübt. Eigentlich sind die ja ekelig, aber irgendwie gehören die wohl dazu. Unter lustigem Gekicher wird dann „richtig“ geübt.

Die Konkurrenz untereinander wird größer. Wer sieht am besten aus, hat die tollsten Klamotten (natürlich Marke), wer weiß am meisten über Sex, wer hat schon mal gefummelt und mit wem. Kann man dabei schon schwanger werden (ja)? Wie weit darf man gehen, wie verhüte ich eventuell? Wieso wird es glitschig dabei in meiner Hose? Hoffentlich erwischt oder sieht mich keiner (Eltern, Freunde) oder gerade doch, weil man sich die tollste Person geangelt hat, auf die alle stehen. Liebesschwüre und Liebeskummer liegen dicht beieinander. Wirklich eine harte, aufregende Zeit.
Wer spannt wem die Partnerin/den Partner aus? Welche Clique ist die coolste? Wie cool muss man sein, um dabei sein zu können? Mutproben (auch sehr riskante) werden erwartet und durchgezogen, um dazuzugehören, kein

Feigling zu sein. Alkohol, Drogen, Zigaretten werden ebenso oft aus diesem Grund konsumiert.
Wenn sich nun aber herausstellt, dass man nicht dem gängigen Bild, nicht den Normen entspricht, was dann? Bin ich heterosexuell oder homosexuell, transsexuell, intersexuell? Interessiert mich Sex überhaupt nicht oder vielleicht zu sehr, dass man an nichts anderes mehr denken, keine Konzentration auf etwas anderes lenken kann? Oft ergeben sich aus nicht konformer Sexualität große, innerpsychische Probleme, die zu Rückzug, Isolation, Misstrauen, Leistungsabfall usw. führen können.
Es gibt heutzutage gute Beratungsstellen, an die man sich vertrauensvoll wenden kann, um solche und andere Fragen zur Sexualität beantwortet zu bekommen.
Manche jungen Leute wollen sich „aufsparen“ für den „richtigen“ Partner, wollen vor der Ehe (aus welchem Grund auch immer) keinen Geschlechtsverkehr vollziehen. Es ist nicht leicht, diese Ansichten zu vertreten. Manche Mädchen fühlen sich bedrängt, wenn der Freund Sex will, sie aber nicht und umgekehrt. Jungfrau zu sein und zu bleiben, ob Mann oder Frau, wird als zumindest komisch oder als unnormal betrachtet, wenn nicht gar belächelt. Jungfrau zu sein, ist nicht up to date oder wird es gerade wieder? Man muss doch sexuell aktiv sein! Mit denen stimmt etwas nicht!
Lassen Sie sich nicht dazu verführen oder drängen, Sex zu haben, vielleicht aus Angst, die Freundschaft/Beziehung zu verlieren.

Leben Sie erst Sexualität, wenn Sie innerlich klar und bereit dazu sind, nicht, weil andere es von Ihnen erwarten oder verlangen. Wenn man einen anderen Menschen liebt und achtet, bedrängt man ihn nicht und zwingt oder erpresst ihn auch nicht.
Die „erfahrenen" Mädchen sind entweder cool oder Schlampen. Die Jungen „stoßen" sich die Hörner ab oder machen einfach tolle Erfahrungen, sind ein toller Hecht.
Solange die Worte schwul oder lesbisch, Homo, Schwuchtel, Transe noch als Schimpfwörter benutzt werden, ist es mit der Toleranz noch nicht so weit her, und viele Jugendlich (und Erwachsene) haben Angst, sich zu outen. Die Befürchtungen von Nachteilen in der Schule (Mobbing*), im Beruf (schlechtere Karrierechancen), in der Familie (Ablehnung), im Freundeskreis (Ausgrenzung) sind oft sehr groß und leider immer noch berechtigt. Es kann lange dauern, bis sich ein Mensch zu einer anderen, eigenen sexuellen Orientierung „bekennen" kann. Manche Menschen verstecken ihre wirkliche sexuelle Identität aus Angst ihr ganzes Leben. Wie furchtbar muss so ein Leben sein, in dem man nie sicher ist, nie man selbst sein kann.

*Mobbing ist ein aggressives Verhalten, durch welches andere Menschen schikaniert und diffamiert werden. Demütigungen sind an der Tagesordnung. Dauert so eine Situation länger an, kann sie zu starken Störungen führen. Es geht um Macht und Ohnmacht. Kommt es bei Jugendlichen zu auffälligen Verhaltensänderungen, Leistungsabfall, körperlichen Beschwerden, kann das nicht nur an der Pubertät liegen, sondern eben auch an sexuellen Diffamierungen und Schikanierungen. Jeder Mensch kann Opfer von Mobbing werden. Bei Jugendlichen, die sich dem über längere Zeit ausgesetzt fühlen, kann es zu gravierenden Problemen führen. Da das Selbstwertgefühl bei Jugendlichen oft noch nicht sehr ausgeprägt ist, kommt es leicht zu Verunsicherungen, Vermeidungsverhalten und Rückzugstendenzen, Isolation, aber auch, selten zwar, zum Gegenteil.

Doch wieso beurteilt man Menschen danach, was sie im Bett machen?

Lassen Sie sich nicht über ihre sexuelle Orientierung definieren. Sie sind Mensch und damit basta! Umgeben Sie sich mit Wohlgesinnten, die Sie als Person schätzen, ihre Individualität achten und ihre Fähigkeiten fördern. Kein Mensch ist gut oder schlecht, nur weil er anders liebt. Lieben an sich ist fast immer positiv. Es gibt kein richtig oder falsch. Einer mag eben Kartoffeln und ein anderer Mensch liebt Pflaumen. Nicht jede Blume hat die gleiche Blüte, nicht jeder Vogel frisst Würmer.

Geschlechtsreife

Die Geschlechtsreife beginnt mit der Pubertät. Der Junge beginnt, Samen zu produzieren und wird damit zeugungsfähig. Das Mädchen bekommt ihre Regel, es werden befruchtungsfähige Eizellen im Eierstock zur Reifung gebracht. Diese körperliche Geschlechtsreife geht aber oft nicht mit einer gleichzeitigen geistigen, sozialen oder charakterlichen Reife einher. Die Jahre ab der Pubertät sind also jugendliche „Reifejahre“, die „Adoleszenz“. In dieser Zeit sind die Jugendlichen oft stark verunsichert, sind auf der Suche nach ihrer Geschlechtsidentität, müssen sich mit vielen Veränderungen herumschlagen und sollen dann noch schulische Höchstleistungen erbringen. Schwierige Zeit für die jungen Menschen und auch für die Eltern!

Geschlechtsidentität

Irgendwann im Leben der jungen Menschen sollten sie ihre Geschlechtsidentität entwickeln. Es muss zur inneren Übereinstimmung mit dem eigenen Dasein als Mann oder Frau kommen. Es wird erwartet, dass jemand Mann oder Frau mit allen geschlechtsspezifischen Zuordnungen von Verhalten, Aussehen und Einhalten von Normen ist. Viele Eigenschaften sind aber bei Mann und Frau nicht gleich vorhanden, und die Frage stellt sich immer wieder: Was ist männlich, was weiblich? Jeder Mann trägt „weibliche", jede Frau „männliche" Anteile in sich. Da sich die Geschlechtsmerkmale erst in der Pubertät entwickeln, ist die Zuordnung zu einem Geschlecht oft nicht ganz eindeutig, aber die Geschlechterrollen – Junge – Mädchen – sind klar aufgezeigt, meist einhergehend mit einer eher hemmenden Sexualerziehung.

In der Pubertät ist die eigene Einordnung in die Männer-/Frauenwelt oft noch nicht sehr ausgeprägt oder aber tendiert stark zur Übertreibung – Macho und Barbie. Die Abhängigkeit von den anerzogenen Normen, der Umwelt, der Gesellschaft ist stark. Abweichendes Verhalten wird oft sanktioniert und/oder tabuisiert. Das Gefühl, im falschen Körper geboren zu sein, merken Transgender-Menschen schon sehr früh, wissen dabei aber oft nicht, was und warum sie sich so fühlen. Wenn sich dann herausstellt, dass sie beispielsweise als „männlich" geboren

wurden, aber gefühlsmäßig eine Frau sind (und umgekehrt), kann es große, persönliche Probleme geben, je nachdem, wie dieser Mensch damit umgehen kann, wie die Angehörigen reagieren, wo und von wem sie Hilfe bekommen können.
In der Sexualität gibt es nicht immer klare Grenzen, ob jemand dem eigenen Geschlecht, also homosexuell, oder dem anderen Geschlecht, also heterosexuell, zugeneigt ist. Homosexuelle Männer können auch mit Frauen Sex haben, lesbische Frauen auch mit Männern. Wir haben zudem alle ein Quäntchen Bisexualität in uns und können uns freuen, wenn für uns nur der Mensch zählt und dann erst die Geschlechtszugehörigkeit. Lassen Sie sich nicht reduzieren auf das, was sie im Bett treiben. Lassen Sie sich nicht nur über Ihre sexuellen Vorlieben definieren. Manches sexuelle Verhalten ist allerdings nicht mit unseren Moralvorstellungen und unseren gesetzlichen Bestimmungen zu vereinbaren: Exhibitionismus, sich nackt zur Schau stellen, Voyeurismus (das heimliche Beobachten von sexuellen Handlungen), Sadomasochismus (Quälen oder gequält werden gegen den eigenen Willen), Sodomie (Sex mit Tieren), Pädophilie/Pädosexualität (sexuelle Handlungen mit oder an Kindern), Kinderpornographie sind sexuelle Praktiken. Alle diese Verhaltensweisen können strafrechtliche Verfolgung nach sich ziehen.

Der zeitliche Ablauf der kindlichen Entwicklung

Mädchen (Alter in Circa-Angaben)

8,5-12 Jahre: Wachstum von Scheide und Gebärmutter, Schambehaarung
9-15,5 Jahre: Brustentwicklung
9,5-15,5 Jahre: Physiologische Absonderungen der Scheide (Weißfluss)
10-14,5 Jahre: Wachstumsschub
10,5/11-15,5 Jahre: 1. Regel
12-16,5 Jahre: Volle Brustentwicklung

Jungen (Alter in Circa-Angaben)

9,25-13,5 Jahre: Hodenwachstum
9,5-15,5 Jahre: Schambehaarung
10-14,5 Jahre: 1. Samenerguss
10,5-16 Jahre: Peniswachstum
12-16 Jahre: Körperwachstum
13-15,5 Jahre: Körperwachstum, Stimmbruch
14-18,5 Jahre: Bartwuchs
12,5-17 Jahre: Volle Penisentwicklung

Selbstbefriedigung

Jeder Mensch hat normalerweise zwei gesunde Hände. Schon früh oder erst in der Pubertät merken Kinder, wie und wodurch man sich angenehme Gefühle verschaffen kann, ohne wirklich zu wissen, was das denn so ist. Irgendwann bekommen sie aber die Information, was sie da machen. Vielleicht nimmt der Junge immer Klorollen oder Tempo mit in sein Zimmer und der Papierkorb quillt über. Auch Flecken im Bettzeug oder Pyjama zeugen von Aktivitäten des Jungen, die ihm sehr angenehm sind, vielleicht erst noch ohne Samenerguss, später dann mit. Wichtig ist, dass der Junge weiß, er ist nicht krank, wenn etwas dabei aus seinem Penis kommt. Fast immer ist es ein heimliches Geschehen. Es soll keiner merken. Aber auch manche Jungen werden es als „Leistungssport" (Weitspritzen, oft in der Gruppe) betreiben, mit entsprechenden Kommentaren. Fallen die negativ aus, kann es sehr demütigend sein, ja bis zum Mobbing führen. Selbstbefriedigung ist etwas ganz Normales und führt eben nicht, womit früher gerne gedroht wurde, zu Gehirnschwund, obwohl es manche Frauen von Männern annehmen!

Die Tochter braucht mal wieder endlos lange bei verschlossener Badtür in der Dusche. Die geröteten Wangen kommen natürlich von dem „heißen" Wasser im Bad. Es kann auch vorkommen, dass die elektrische Zahnbürste durchgebrannt ist oder die Tochter freiwillig die Wäsche macht, weil sie so gerne auf oder an der schleudernden Waschmaschine steht. Viele Wege führen zum Ziel. Kreativität ist gefragt. Machen Sie als Eltern kein Drama daraus. Bemerken Sie es einfach, ohne Bemerkungen zu machen. Es gehört zum Intimbereich der Jugendlichen. Sie haben das Recht, ihre Sexualität zu entdecken, herauszufinden, was ihnen Spaß macht, was erregend ist. Das ist für jeden Menschen individuell und kann immer wieder anders sein. Die Autosexualität ist oft die erste wirkliche Erforschung des Körpers und der damit entstehenden Gefühle.

Witz:
Diesen Witz muss man einem Mann erzählen:

Es wurde eine Umfrage gemacht, was Männer beim Duschen tun.
Ergebnis: 80 % onanieren, 20 % singen ein Lied. Weißt Du, welches?
Antwort: Nein?
Dann gehörst Du zu den 80 %!

Finger

5 Finger sind an jeder Hand,
sind sehr beweglich und gewandt.
Zum Halten und auch zum Begreifen,
zum Streicheln, Kitzeln oder Kneifen,
um viele Dinge anzufühlen,
zum Arbeiten oder zum Spielen,
zum Nasebohren oder Putzen,
kann man die Finger auch benutzen.
Und Lust verschaffen sie mir auch,
und das nicht nur an Brust und Bauch.
Erst wenn sie nicht mehr funktionieren,
merken wir, was wir dann verlieren.
Zu guten oder schlechten Dingen
Kann man die Finger täglich zwingen.
Hätt' ich mal keine Finger mehr,
das Leben würd' lustlos und schwer.
Ich danke sehr für euer Sein,
ich danke meinen Fingerlein.
Ich danke euch, dass wir euch freu'n,
Und stecke euch in Alles rein.

Volljährigkeit

Mit der Volljährigkeit ergeben sich neue Möglichkeiten, um die eigene Sexualität auszuleben. Je nach sexueller Orientierung kann man Heiraten, erwachsene Männer oder Frauen lieben, ohne Angst haben zu müssen, mit dem Gesetz in Konflikt zu geraten. Oft ist Mann/Frau sich bewusst, welche Vorlieben man hat, gleichwohl ist das Ausleben nicht immer so einfach, wie es in einschlägigen Filmen dargestellt wird. Frauen sind halt nicht „allzeit“ bereit. Männer haben nicht zu jeder Zeit einen „standfesten Ständer“. Im Schutz der Gruppe oder mit Freunden wird auf die „Piste“ gegangen. Konkurrenz untereinander: Wer ist der coolste Typ, wer ist die tollste „Braut“? Kaum jemand geht alleine in die Disco. Man kann sich die Nacht um die Ohren schlagen oder den ganzen Tag im Bett liegen, so man denn alleine wohnt und Freizeit hat. Da aber viele junge Erwachsene noch bei den Eltern wohnen, wird die Ausübung der Sexualität oft zu einem Problem. Nach wie vor hat man in einem Auto, abgesehen von Bandscheibenvorfällen, blauen Flecken und aufgeschürften Knien, an einem einsamen Ort die Möglichkeit, kann sich glücklich schätzen, wenn man tolerante Eltern hat, die den Besuch des Freundes oder der Freundin erlauben. Es ist bei allen Situationen aber Kreativität gefragt.

Geschichte:

Die Eltern sitzen am Abend im Wohnzimmer beim Fernsehen. Plötzlich hören sie aus dem oberen Zimmer ihres fast erwachsenen Kindes (17 Jahre alt) ein recht regelmäßiges Klopfen des Bettgestells. Die Tochter hat Besuch von ihrem Freund!

Ja, was denken Sie: Wie fühlt man sich bei dem Gedanken, dass sich dort oben die Sexualität des eigenen Kindes vollzieht? Die Sexualität des Nachwuchses geht die Eltern nichts an, und ebenso geht die Sexualität von Mutter und Vater die Kinder nichts an. Viele sehen die Eltern nicht als sexuelle Wesen. Es ist unangenehm oder peinlich, das mitzubekommen. Ebenso gestehen Eltern den jungen Erwachsenen die Sexualität noch nicht zu: „Du bist noch zu jung“, „spar dich auf“, „werde bloß nicht schwanger“, „erlerne erstmal einen Beruf“, „werde erstmal erwachsen“, „solange Du die Füße unter meinen Tisch stellst ...“, „das ist Sünde ... “ ... Diese Aussagen sollen die jungen Menschen daran hindern, unter anderem ihre sexuelle Energie zu leben. Das ist nicht böse gemeint, soll oft schützen, wird aber leicht als Einengen und Bevormundung empfunden.

Da die meisten Kinder schon ab dem Kleinkindalter auf Leistung getrimmt werden, stehen bei den jungen Erwachsenen die gute Berufsausbildung und hohe Leistungserwartungen im Vordergrund. Ob nun eine Lehre gemacht oder studiert wird, es gilt, „gut“ zu sein, Erfolg zu haben. Hinzu kommt dann oft der „Freizeitstress". Selbstoptimierung ist angesagt. Kaum eine junge Frau oder ein junger Mann ist mit sich, und besonders mit seinem Aussehen, zufrieden. Ob man nun drei Kilogramm zuviel auf den Hüften hat, die Brust zu klein ist, der Bartwuchs unregelmäßig, kein Sixpack zu finden ist, zu viele Haare an den Beinen oder auf der Brust sprießen – man ist einfach nicht richtig, so wie man ist. Mit den Möglichkeiten der digitalen Bildbearbeitung wird uns in den Medien und Hochglanzprospekten vorgegaukelt, wie man zu sein hat. Dünn = hübsch und erfolgreich – dick = dumm, unbeweglich und träge. Perfektionierung des Aussehens mit moderner Kleidung, egal, ob es einem steht oder nicht. Teure Cremes und Schminke, trendige Frisuren, gebräunter Körper, neueste Handys, tolles Auto, gutes Gehalt – all das soll uns attraktiv machen.

Wofür? Um sexy zu sein, den geeigneten Partner zu finden. Und wenn es nicht mit viel Eigenarbeit (Sport, Ernährung usw.) zu erreichen ist, gibt es ja zum Glück noch Botox und die plastische Chirurgie, der sich Frauen wie auch zunehmend Männer unterziehen. Ob das wohl sexuell attraktiv macht? Wie verzerrt ist unser Bild von dem, was schön sein kann?! Wie fühlt sich der Unterschied zwischen einer natürlichen Brust und einer getunten an? Warum ist es wichtig, eine hübsche, gerade Nase zu haben (damit riecht es sich auch nicht besser) oder einen eingesunkenen flachen Bauch? Die Orientierung auf Äußerlichkeiten zeugt oft von einem geringen Selbstwertgefühl,

von einem verzerrten Selbstbild und von der Abhängigkeit sowie Meinung anderer. Ohne Frage, hübsche Menschen können bessere Chancen im Leben haben, aber nicht um jeden Preis.
Warum legen sich so viele Leute auf die Sonnenbank, mit dem Wissen, dass zu viel UV-Bestrahlung Hautkrebs fördert? Früher wurden „Höhensonnen" mit „Gesundheit" verkauft. Gebräunte Haut = gesund und schön = attraktiv und sexy. Wenn wir uns diesen Normen unterwerfen, finden wir bestimmt den absolut richtigen Partner ...
Dem unterliegen wir alle irgendwie, aber wir können uns das bewusst machen und dann entscheiden, was wirklich zu uns passt, was das „Eigene" ist.

Es ist schwer, für alle Menschen, sich davon nicht beeinflussen zu lassen und die eigene Individualität anzuerkennen, die eigene Identität zu entwickeln und sich selbst, so wie man ist, zu lieben. Wie kann ich andere lieben, wenn ich mich selbst nicht liebe, wenn ich immer etwas an mir nicht gut finde? Herummäkeln ist beim Beantworten von Komplimenten das Resultat, indem man nach einem Kompliment auf die eigenen Unzulänglichkeiten hinweist: ... aber dieses oder jenes ist nicht so toll an mir ...

Arbeitswelt

In der Arbeitswelt gibt es auch oft Situationen, die die Sexualität reglementiert. Kleidungsordnung, Verbote für Beziehungen mit Kollegen, Verliebtheiten (beispielsweise in den Chef), sexuelle Übergriffe. Wie fühlt sich ein homosexueller Mensch, wenn die Kollegen „Schwulen- oder Lesbenwitze" erzählen?

Junge Frau, spielt Fußball, liebt Motorradfahren, hat kurze Haare (wegen des Helms), schminkt sich nicht – Fazit: Lesbe.

Junger Mann, sehr gepflegt, tanzt Turnier, mag blumige Parfums und Liebesfilme – Fazit: Homo.

Wie geht es einem, wenn der Chef eine Mitarbeiterin aufgrund ihres Aussehens oder Verhaltens bevorzugt? Wie geht es ihr selbst damit und wie geht es den anderen Mitarbeitern?

Wie ist die Arbeitsatmosphäre, wenn der Chef ein Verhältnis zu einer Mitarbeiterin hat, zumal, wenn er auch noch verheiratet ist? Gibt es Frauensolidarität oder nur Missgunst, Neid und Konkurenzdenken, Bevorzugungen oder Benachteiligungen, üble Nachrede oder Veröffentlichung der Affäre? Es sind immer alle mitbetroffen. Es geht um Attraktivität, Konkurrenz und Sex, aber auch Macht, Ansehen und Geld.

Unsere Vorurteile schlagen sehr schnell zu, verdichten sich, wenn sich jemand nicht der sogenannten Norm entsprechend verhält. Gerüchte machen die Runde, verselbstständigen sich und entwickeln sich zur angenommenen Wahrheit. Ja, so sind wir Menschen. Es gibt kaum jemanden, der anderen vorurteilsfrei begegnet. Wir machen uns sekundenschnell ein Bild von unserem Gegenüber, welches dann sehr schwer zu korrigieren oder revidieren ist.
Wie geht es einem korpulenten Erwachsenen, dem jeder Snack madig gemacht wird (von nichts kommt nichts)? Wie geht es uns, wenn in unserer Gegenwart anzügliche Witze oder Bemerkungen gemacht werden oder mit der sexuellen „Leistungskraft" geprahlt wird? All das muss innerlich verarbeitet werden. Kann oder will man sich wehren? Was sind die Konsequenzen? Ist es unkollegial oder spießig? Wie kann man sexuellem Mobbing begegnen? Wie wirkt sich das alles auf das eigene Sexualleben aus? Sexuelle Übergriffe und die immer komprimiertere Arbeitsbelastung können gravierende Folgen haben: Angst, zur Arbeit zu gehen, Depressionen, Arbeitsverlust, sexuelle Unlust oder Burnout.
Getrieben von unserem Leistungsanspruch, haben wir oft kaum Zeit für die Ausübung von einer beiderseits befriedigenden Sexualität. Oft ist es nötig, sich nebenberuflich weiterzubilden, was dann an den Abenden oder Wochenenden geschehen muss. Wenn man den ganzen Tag im Arbeitsprozess malocht hat, dann zur Abendschule oder

Weiterbildungskursen geht, um 22 Uhr zu Hause ist, reicht es oft nur noch für einen Quickie. Dagegen ist erst mal nichts einzuwenden, sollte aber nicht zum Dauerzustand werden. Beide Partner bleiben emotional dabei auf der Strecke. In fünf Minuten gibt es kaum ein liebevolles Miteinander, sondern ist oft nur körperliche Befriedigung, wenn überhaupt.

Ein Beispiel: Wenn eine Frau Vollzeit arbeitet, sich um Kinder, Eltern oder andere Personen kümmert oder versorgt, sich weiterbildet, den Haushalt erledigt (bei der Verrichtung der Hausarbeit gibt es leider immer noch keine Gleichberechtigung), braucht sie ihre ganze Energie, um alles miteinander in Einklang zu bringen. Für Lust ist kaum Zeit und Platz.
Wenn ein Mann im Stahlwerk, auf dem Bau, arbeitet, täglich 180 Patienten betreut, im Außendienst von 8 bis 19 Uhr Kunden besucht, anstrengende Sitzungen leitet, mit dem Brummi von Spanien bis zu den Lofoten fährt, bleibt auch nicht mehr viel Energie für zärtliche Stunden.

Geschichte:
Eine junge, intelligente, aufstrebende Frau mit Karriereabsicht arbeitet in einem großen Konzern. Die eigentliche Arbeitszeit ist von 9 bis 17 Uhr. Sie aber bleibt immer bis mindestens 19 Uhr an ihrem Schreibtisch sitzen, weil es in dieser Firma zum guten Ton gehört, länger zu bleiben (egal, ob man noch etwas zu bearbeiten hat oder nicht). Man geht nicht früher, wenn Mann/Frau in diesem Konzern etwas „werden" will.

Befriedigende Sexualität braucht Zeit, Geduld und Ruhe für Intimität, braucht eine entsprechende Einstellung beider, Hingabe und gleichzeitiges Wollen des anderen, Verehrung, Wertschätzung, Verbundenheit und Akzeptanz, den sexuellen Weg gemeinsam zu finden und zu gehen.

Familie

Gehen wir mal davon aus, dass sich ein gesundes, junges Paar gefunden hat. Sie entscheiden sich für eine gemeinsame Zukunft. Eltern müssen erkennen, dass ihre Kinder erwachsen sind, ihre eigene sexuelle Orientierung leben müssen, eigene Entscheidungen treffen. Wenn die Partnerwahl den Eltern zusagt – alles paletti. Wenn sie aber nicht mit dem zukünftigen Familienmitglied einverstanden sind (**DVD-Tipp:** Monsieur Claude und seine Töchter), kann es schwierig werden. Nach dem Motto: ... die hängt Dir ein Kind an, ... die will nur Dein Geld, ... er will die Firma des Vaters, ... er kommt aus einer schlechten Familie, ... andere Kultur: will nur den Aufenthaltsstatus ... usw. All dies hat Auswirkungen auf die Beziehung und die Sexualität des jungen Paares. Inwieweit können sie diesen Anfechtungen und negativen Aussagen entgegenwirken und ihre Entscheidung und Liebe vor sich und der Umwelt vertreten? Was ist, wenn dadurch Zweifel entstehen? Welche Auswirkungen hat das auf ihr Liebesleben und ihre sexuelle Befriedigung? Können sie sich frei machen und damit eventuell einen Bruch mit der Familie und den Freunden riskieren? Wie selbstsicher und selbstbestimmt sind sie? Wie selbstbewusst können sie ihre Entscheidung kommunizieren und vertreten?

Wird nun beispielsweise aber ein Partner mit einem Handicap oder großem Altersunterschied gewählt, sind die Hürden noch größer. Von der Umgebung – Freunden, Familie, Kollegen, Verwandten – werden viel Vorbehalte formuliert, die Unsicherheit, die eventuell vorhanden ist, verstärkt, Zweifel gesät, fragwürdige Ratschläge erteilt. Wohl dem, der die Kraft und das Selbstbewusstsein hat, diesen Anfeindungen entgegenzuwirken. Die eigene Entscheidung höher einschätzt, als die sogenannten gut gemeinten Äußerungen der lieben Mitmenschen. Mancher Einwand mag berechtigt sein, auch überdenkenswert. Prüfen Sie, ob die erteilten Ratschläge und Hinweise nicht eher von der Unfähigkeit der lieben Mitmenschen sprechen, mit ungewöhnlichen Lebenssituationen umzugehen, mit Machtansprüchen, Kontrolle und von eigenen Vorurteilen geleitet werden. „Ich will ja nur Dein Bestes (und meins auch)." „Ich meine es ja nur gut mit Dir (und Du sollst tun, was ich für richtig halte und nach meinen Vorstellungen leben!)."

Wenn alle Hürden beseitigt sind, dann kann man eine „schöne" Hochzeit feiern – oder auch nicht. In einem weißen Brautkleid, denn Weiß ist ja bekanntlich die Farbe der Unschuld. Mit einem Schleier, der oft das Gesicht verdeckt und gehoben wird, wenn die Zeremonie beendet ist. Der Vorhang, sprich Jungfernhäutchen, darf entfernt werden. Zum Glück brauchen wir in unserer Kultur das blutbefleckte Bettlaken der Hochzeitsnacht, welches dann stolz der Familie präsentiert wird, nicht mehr. Es bezeugt die jungfräuliche Braut, die in dieser Nacht entjungfert wird. Auch wenn wir diesen Brauch nicht mehr pflegen, sollte eine Frau doch möglichst nicht zu viele Sexualpartner gehabt haben. Erfahrungen sexueller Art sind bei Männern erwünscht, bei Frauen wird dieses nicht so gerne gesehen. Es müssen ja nicht 121 Sexpartner sein, manchmal sind 3 oder 4 schon nicht erwünscht. Schade eigentlich.

Durch Erfahrungen, gute wie schlechte, lernt man bekanntlich, was man will und mag und was nicht. Man lernt seinen Körper kennen, den Körper des Sexualpartners, Verhaltensweisen, eigene Wünsche und Vorlieben. Man wird sozusagen Fachfrau für die eigenen Bedürfnisse, für Sex und Befriedigung. Da so etwas in keinem noch so guten Buch zu finden ist, sollte man selbst lernen, wie der eigene Körper, Geist und Seele reagieren. Wir werden zwar als sexuelle Wesen geboren, doch befriedigende Sexualität können und sollten wir erlernen. Dazu gehören anatomische und funktionelle Kenntnisse, Mut, Übung, Hingabe an sich selbst und Lust sowie Freude an der Sexualität.

Familiengründung

Familiengründung geschieht heute meist nicht mehr zufällig, es sei denn, es ist ein „Unfall". Man muss ja nicht mehr heiraten. Die Entscheidung, ob man Kinder haben will, hängt von vielen Faktoren ab: Religion, Gesundheit, Familie der Partner, Einkommen, Karriere, Beruf, allgemeine Vorlieben, Hobbys usw.

Will eine Frau keine Kinder, ist sie egoistisch.

Will eine Frau Kinder, ist sie auch egoistisch, denn sie will sich nur versorgen lassen – will nicht arbeiten gehen müssen. Vorurteil lässt grüßen.

Egal, wie man sich entscheidet, es kann für Außenstehende immer gut und richtig oder falsch und egoistisch sein.

... Du willst keine Kinder! Aber ... keine richtige Frau ohne Kinder

... Du musst auch an Deine Rente denken.

... im Alter bist Du dann alleine.

... wenn Du krank wirst, wer soll Dich dann pflegen?

... wenn Du krank wirst, wer soll die Familie ernähren?

... Kinder machen zuviel Arbeit, keine Freizeit mehr.

... Dir ist ein tolles Auto lieber als Kinder.

... Deine Eltern wünschen sich Enkel, den Stammhalter.

Im Gegenzug dazu kann der unbedingte Wunsch nach einem Kind heute mit den Möglichkeiten der Reproduktionsmedizin meist erfüllt werden. Stellt sich bei einem Kinderwunsch nach mehreren Jahren keine Schwangerschaft ein, so wird der Druck von außen, aber auch im Inneren, immer größer. Die Sexualität wird nach dem Kalender vollzogen – Sex nur an den empfängnisbereiten Tagen und dann möglichst oft. Wie soll dabei noch wirkliche Lust aufkommen? Es geht ja nur noch um den Eisprung und viele aktive Spermien, die sich möglichst, nachdem sie den Aufstieg über die gefährlichen Schluchten und Berge der Vagina in hoffentlich kurzer Zeit und in den richtigen Eileiter geschafft haben, mit dem schnellsten Kopf-an-Kopf-Rennen auf das Ei zubewegen. Hat es ein Spermium geschafft, werden die „Schotten" beim Ei zugemacht. Ist die Befruchtung vollzogen, geht die Reise abwärts zur Gebärmutter, um sich dort in ein weiches, feuchtes Bettchen einzunisten.
Dem Paar stehen nun lange Tage bevor. Warten auf ein positives Ergebnis. Sexualität wird Nebensache oder ganz vermieden, um eine eventuell vorhandene Schwangerschaft nicht zu gefährden, und man muss ja nun nicht mehr. Kommt es nicht zur erhofften Schwangerschaft, ist die Enttäuschung groß und der „Spaß", wenn er denn überhaupt noch vorhanden ist, beginnt von Neuem.
Wenn Unfruchtbarkeitsuntersuchungen keine organischen Beeinträchtigungen ergeben, bleibt die Frage, woran es liegt. Oft wird dem jeweiligen Partner insgeheim

die „Schuld“ gegeben, dass es nicht klappt. Welch ein Druck, welch eine Belastung für die Beziehung und die Psyche/Seele der Partner!
Dass so eine Situation nicht gerade luststeigernd ist, kann man sich sehr gut vorstellen: Wozu noch Sex? Es klappt ja sowieso nicht. Aber: Ähnlich wie bei den Bonobos, dem Affen, ist unsere Sexualität nicht nur zur Reproduktion da, sondern auch zur gegenseitigen Freude aneinander, zur Festigung der Beziehung, zur Befriedigung unserer Sehnsucht nach Intimität, Streicheleinheiten, geliebt zu werden. Ein Ausdruck der Zusammengehörigkeit, der Wertschätzung, des Bekenntnisses zur Entscheidung füreinander, zur Erlangung von Glücksgefühlen usw.

Sicherlich gibt es auch andere Gründe, sich sexuell zu betätigen. Jeder Mensch wird seine eigenen Prioritäten setzen, ob bewusst oder unbewusst.
Wie gesagt, Sex nach einem bestimmten Timing kann ok sein, aber auch total abturnen. Immer wieder Sonntag oder am Abend nach der Tagesschau oder dem Krimi, kann ein mögliches Ritual sein, aber auch zum Zwang werden. Wer hat schon immer am selben Tag zur gleichen Zeit Lust? Ist doch möglich, dass man lieber eine Bratwurst essen will oder etwas anderes im Mund haben möchte.

Nicht jeder ist zur selben Zeit oder durch die gleichen Dinge in Erregung zu versetzen. Wenn eine anstrengende Woche mit viel Arbeit bevorsteht, kann sich der Kopf (und Sexualität beginnt im Gehirn – siehe auch Fantasie) oft nicht von den anstehenden Aufgaben frei machen. Denken sie dabei an den nächsten Großeinkauf, den Haufen der Bügelwäsche oder den Geburtstag der Kinder, die nächste wichtige Sitzung mit Geschäftspartnern, finanzielle Probleme, die Autoreparatur oder die Angst vor einer möglichen Schwangerschaft? Wie soll man dann eine lustvolle und befriedigende Sexualität erleben – nichts geht mehr hoch – nichts wird mehr feucht!?

Übung:
Schalten sie ihren Kopf aus. Stellen sie sich vor, sie nehmen ihn ab und lassen ihn in einem anderen Raum liegen, nehmen aber ihre sexuellen Fantasien mit. Lassen sie die Kontrolle los. Konzentrieren sie sich auf das Fühlen, Spüren, auf Berührung, auf das Hören, Sehen und Schmecken. Seien sie ganz dabei, im Hier und Jetzt. Genießen Sie mit allen Sinnen und ohne Leistungsdruck – einfach das sexuelle Zusammensein mit dem Partner, egal, ob es zum Geschlechtsverkehr kommt oder nicht.
Später können sie ihren Kopf in ihrer Vorstellung wieder auf ihren Hals setzen, sodass er die Alltagsgedanken wieder denken kann. Und: Es muss nicht immer das Rein-Raus sein!
Nehmen sie sich Auszeiten vom Alltag. Wenn sie tagtäglich Belastungen bewältigen müssen, sich ständig über irgendetwas Sorgen machen, von Termin zu Termin hetzen, jeden Cent umdrehen müssen, dann geht die sexuelle Lust verloren. Versuchen sie, sich Freiräume zu schaffen, die sie ganz speziell ihrer Sexualität widmen. Spannen sie Familie und Freunde ein; planen sie zusammen, wie sie sich mehr sexuellen Freiraum gönnen könnten. Es muss nichts Spektakuläres sein. Auch eine Nacht im Zelt kann sehr romantisch sein. Die Kinder mal woanders unterbringen. Arbeiten, die nicht so wichtig sind, aufschieben. Einen Nachmittag wegfahren (Autoknutschen) oder auch mal ein Wochenende woanders verbringen.

Geschichte:

Eine Frau arbeitet in einer großen Firma, ganztags, hat mehrere Kinder und einen großen Haushalt. Sie kommt oft sehr spät gegen 22 Uhr nach Hause. Sie muss des Öfteren zu Filialen reisen. Der Mann arbeitet halbtags, fängt sehr früh an und hat am Nachmittag frei. Er übernimmt die Kinder und den Haushalt. Die Frau kommt beim Geschlechtsverkehr nicht zum Höhepunkt. Sie hat nie gelernt, wie sie sich dazu bringen kann, und das Paar hat fast nie freie Zeit miteinander und konnte in ihrem bisherigen Leben keine befriedigende Sexualität erleben. Keiner hatte „Schuld". Es war einfach keine Zeit und Muße, eine gemeinsame schöne und befriedigende Sexualität zu entwickeln. Die Frau litt darunter, keinen Orgasmus zu bekommen, da sie das Gefühl hatte, keine richtige, vollwertige Frau zu sein. Leistung, Leistung über alles und allem! Verweigern Sie den horizontalen Leistungsdruck. Sie müssen keine Sexkanone sein. Entdecken Sie den gesunden Menschenverstand unter der Bettdecke und planen Sie Sexzeiten in Ihren Alltag mit ein.

Schwangerschaft

Gehen wir mal davon aus, dass eine Schwangerschaft eingetreten ist. Die Freude ist mal mehr, mal weniger groß – je nach Situation. Oft entstehen neben der Freude auch Ängste. Bleibt die Schwangerschaft über die ersten Wochen hinaus bestehen? Also bloß keinen Geschlechtsverkehr! Es könnte zu Erschütterungen oder Kontraktionen der Gebärmutter kommen, was eventuell zum Abort, einer Fehlgeburt, führt. Auch wenn durch „normalen" Geschlechtsverkehr selten eine Fehlgeburt ausgelöst wird, können diese Ängste entstehen – sowohl beim Mann als auch bei der Frau. Also: vorsichtig sein ja, aber nicht alles vermeiden, was Sexualität heißt. Auch, wenn der Bauch sich schon sehr gerundet hat, gibt es Stellungen, die einen befriedigenden Sex ermöglichen. Fragen Sie Ihre Gynäkologin oder Ihren Gynäkologen, formulieren Sie ihre Ängste und wählen Sie sexuelle Praktiken, die eine lustvolle Sexualität auch während der Schwangerschaft für beide möglich macht.

Manche Frauen haben in dieser Zeit absolut keine Lust. Beziehungsprobleme oder Angst vor Arbeitsunfähigkeit oder -verlust, Arbeitsbelastungen, Schwangerschaftserkrankungen (Blutungen, Diabetes) können zur sexuellen Unlust beitragen. Ängste vor Fehlgeburt, vor der neuen Lebenssituation, vor den Umstellungen und den neuen Aufgaben, vor Krankheit oder Fehlbildungen des neuen

Erdenbürgers und auch körperliche Beeinträchtigungen (Übelkeit, Rückenschmerzen) tragen ebenso dazu bei. Andere Frauen hingegen erleben eine verstärkte Libido. Die Hormone, die Durchblutung des Unterleibs, die Freude über die Schwangerschaft, keine Periode und kein Verhütungsstress können dies unter anderem bewirken.

Der werdende Vater weiß oft auch nicht, wie mit der neuen Situation umzugehen ist. Auch ihn plagen vielleicht Ängste, beispielsweise, wie er die Familie ernähren kann, wie er mit der schwangeren Frau umgehen soll, wie er die Verantwortung bewältigt, wie er seine sexuelle Lust ausleben kann, ohne die Frau zu bedrängen. Wie wird das Mutter-/Vater-/Elternsein in Zukunft aussehen? Angst vor Veränderungen, vor dem Unbekannten, was auf das Paar zukommt. By the way – man kann fast alle Berufe erlernen, nur für den „Beruf Eltern" gibt es keinen Test, kein Diplom, keinen Meisterbrief. Auch für die Erziehung der Kinder nicht.
Liebe werdende Eltern: nobody is perfect – gehen Sie davon aus, dass Sie alles so gut machen, wie es Ihnen zu dem jeweiligen Zeitpunkt möglich ist. Vertrauen Sie auf die eigenen Erfahrungen und Fähigkeiten, Ihr Gespür, Ihre positiven Empfindungen – aber hinterfragen Sie auch öfter mal Ihr Tun und Handeln. Nicht immer, aber immer öfter – kommen Sie sich selbst auf die Schliche, warum Sie was tun oder nicht.
Lieber rund und gesund, als schlank und krank ...

Geburt

Eine Geburt ist erst einmal etwas Anstrengendes und Schmerzhaftes. Ist dann das kleine, neue Wesen ausgeschlüpft – in die neue, kalte Umwelt –, ist es gesund und alles ok, dann ist die Freude meist groß. Etwas Wunderbares, Einzigartiges ist geschehen und alle sind zufrieden und glücklich, dankbar und voller Zuversicht.

Das Baby ist gut in der Welt angekommen und ist nun angewiesen auf Zuwendung und Zärtlichkeit, Sicherheit und Wohlwollen. Die warme Mutterbrust verheißt Nahrung, Schutz, Zärtlichkeit und Geborgenheit. Wichtig für die Entwicklung von Körper, Geist und Seele. Manche Mütter empfinden das Stillen als sehr erotisch, sexuell stimulierend, was ihnen aber auch oft peinlich ist. Die Brustwarzen und der Warzenvorhof bestehen aus erektivem Gewebe, erigieren nicht nur beim Stillen, sondern auch, wie Frau und Mann weiß, bei der sexuellen Erregung.

Die modernen Trinkflaschen haben heutzutage auch ein „nippelartiges" Mundstück, ähnlich der Brustwarze. So hängen wir, wenn wir sie benutzen, ein Leben lang an Mutters Brust! Mutter und Kind gehen im Regelfall eine tiefe, emotionale Bindung ein. Oxytocin, das „Bindungshormon", wird beim Stillen wie auch beim Sex vermehrt ausgeschüttet. Viele Frauen haben nach einer Entbindung oft kein Bedürfnis nach Sex. Sie sind ganz auf das Kind

konzentriert, bekommen Zärtlichkeit und Intimität durch den Umgang mit dem Kind.
Häufig stellt sich auch die Frage, ab wann man dann wieder Geschlechtsverkehr haben kann oder darf. Angst vor Schmerzen, Angst vor einer erneuten Schwangerschaft, Schlafmangel, die Anstrengung, die neue Lebenssituation zu meistern. Und der Partner? Er darbt schon lange vor sich hin, es sei denn, er begnügt sich angesichts der neuen Situation mit dem „Handbetrieb". Ab wann darf er sich der jungen Mutter wieder nähern, sexuelle Wünsche ausdrücken? Er will sie nicht bedrängen, sie nicht bedrängt werden. Eifersucht auf das Kind ist auch oft vorhanden, denn der Mann wird manchmal aus der intimen Zweierbeziehung von Mutter und Kind ausgeschlossen. So kann es geschehen, dass der Partner tatsächlich außen vor bleibt, Mutter und Kind eine enge Einheit bilden, es zwar ein Elternpaar, aber kein Liebespaar mehr gibt. Man driftet auseinander, und die Frau fühlt sich nicht mehr geliebt, nicht gesehen in ihrer neuen Rolle, fühlt sich eventuell unattraktiv. Der Mann bleibt ausgeschlossen, abgedrängt durch das Baby, das die absolut ganze Aufmerksamkeit auf sich zieht.

Es kann passieren, dass die Frau dem Mann nicht zutraut, das Baby zu versorgen. Sie schließt ihn aus der Mutter-Kind-Beziehung aus, nach dem Motto „Das kannst Du nicht" – oder sie kontrolliert jeden Handgriff bei der Versorgung des Babys. Der Vater kann zwar nicht stillen (obwohl man die abgepumpte Milch ja mit der Flasche füttern kann), aber er kann sehr wohl die Windeln wechseln, das Baby baden, spazieren gehen und auch nachts mal aufstehen, wenn das Kind schreit. Gemeinsame Fürsorge für das Baby festigt die Bindungen zueinander, zeugt von Interesse und liebevoller Aufmerksamkeit, auch dem Partner gegenüber.

Werden Sie gute Eltern, aber bleiben Sie auch ein Liebespaar mit eigenen Wünschen. Nicht nur die Bedürfnisse des Babys müssen gestillt werden, sondern auch die der neuen Eltern, des Paares. Nicht die Quantität zählt, sondern die Qualität.

Werden Sie sich über die Gefühle bewusst, falls Eifersucht oder das Gefühl des Alleingelassenwerdens auftauchen, und reden Sie miteinander darüber.

Geschichte:

Mann und Frau hatten eine intensive, abwechslungsreiche sexuelle Beziehung. Die Frau wurde schwanger. Schon in der Schwangerschaftszeit zeigte sich, dass der Mann Erektionsprobleme bekam. Je dicker der Bauch der Frau wurde, umso schwieriger wurde es für ihn, eine „standfeste" Erektion zu bekommen. Bald war es nicht mehr möglich, den Geschlechtsverkehr zu vollziehen. Beide litten sehr darunter, zumal es vor der Schwangerschaft relativ heiß herging und beide sich sexuell gut verstanden, viel Spaß, Befriedigung und Freude dabei erlangten. Sie konnten sich nicht erklären, wieso es zu dieser „Hängepartie" kommen konnte. Auch nach der Geburt änderte sich nichts, im Gegenteil: Der Mann entzog sich, erfand Ausreden, um sexuelle Situationen zu vermeiden, ging beispielweise später ins Bett, wenn die Frau schon schlief, wollte alleine sein im Bad, zog sich nicht mehr vor der Frau aus, machte am Wochenende Überstunden oder half anderen Leuten bei irgendwelchen Arbeiten.

So ging es einige Zeit, beide waren unglücklich. Sie beschlossen, zu einer Sexualtherapie zu gehen. Neben diversen Übungen, die sie zu Hause machen sollten, um wieder Intimität herzustellen, wurden psychologische Gespräche geführt. Dabei stellte sich heraus, dass der Mann streng katholisch erzogen worden war. Frauen wurden von ihm bewusst oder unbewusst eingeteilt in Maria (Mutter, asexuell) und Maria Magdalena (die angebliche Hure, sexuell attraktive Frau). Durch die Schwangerschaft und die Geburt

wechselte seine Frau von Maria Magdalena zur Mutter Maria. Das Unbewusste hatte bei ihm voll zugeschlagen.
Mit einer heiligen Frau (unbefleckte Empfängnis) kann ein Mann keinen Geschlechtsverkehr haben. Das wäre eine Schändung. Maria ist jungfräulich, rein, asexuell – eine Mutter, die nur für das Kind da ist. Zum Glück dieses Paares haben sie sich Hilfe geholt, und ihnen wurde dieser Konflikt bewusst. Nach und nach waren sexuelle Aktivitäten wieder möglich.

Geschichte:
Ein Mann hat sexuelle Probleme mit seinen jeweiligen (nacheinander) Beziehungen. Er verliebt sich in eine Frau, sie wollen zusammen „schlafen" (nicht einschlafen), aber es klappt nie. Er bekommt während des Liebesspiels nie eine Erektion. Er und seine Freundin sind sehr enttäuscht und die Beziehungen enden nach mehr oder weniger kurzer Zeit. Da er sich aber nach Sex sehnt, geht er ins Bordell oder zu einer ihm unbekannten Prostituierten. Und – da klappt es immer. Auch in diesem Fall scheint das Unbewusste die Regie zu führen.

Fazit: Liebe und Sex passen in seinem Kopf nicht zusammen (aus welchem Grund auch immer). Eine Prostituierte wird bezahlt – er hat dann das Recht, sie zur sexuellen Befriedigung zu benutzen. Dazu ist sie ja da.
Seine jeweilige Freundin aber ist eine „saubere und reine" Frau, die Geborgenheit und Liebe schenkt, die er nicht mit

„dreckigem“ Sex besudeln konnte. Das ist natürlich eine teure und schwierige Situation, zumal er nicht bereit war, der Ursache auf den Grund zu gehen. Er hatte sich damit abgefunden, vermisste aber trotzdem eine liebevolle Beziehung zu einer Partnerin.

Orgasmus

Der Orgasmusreflex ist angeboren. Die sexuellen Normen, Vorstellungen, wie „richtige“ Sexualität gelebt werden soll, haben uns alle im Griff. Hat man zu viel Lust, ist es nicht richtig, hat man zu wenig, auch nicht. Hat Frau keinen Orgasmus, ist sie frigide, auch wenn sie sehr wohl sexuelle Gefühle empfindet. Orgasmusprobleme müssen keine Befriedigungsstörungen sein (**Buch-Tipp:** Mechthild Neises u. Susanne Dietz, Psychosomatische Grundversorgung in der Frauenheilkunde, Thema Seite 71).

Bei jedem Orgasmus bilden sich feinste Blutgefäße neu, verbessern somit die Durchblutung der Geschlechtsorgane, und damit wird jeder nachfolgende Orgasmus eventuell leichter erreicht. Also: Ran an Schwanz und Klitoris.
„Orgasmusstörungen“ sind immer auf ihre spezielle seelische Befindlichkeit, Beziehungssituation oder Praktik-Abhängigkeit zu prüfen. Viele Frauen klagen darüber,

keinen „richtigen“ oder gar keinen Orgasmus beim „normalen“ Geschlechtsverkehr zu erreichen. Damit der sexuelle Reaktionsablauf, der Orgasmusreflex, regelgerecht funktioniert, müssen sehr viele Faktoren stimmen und mit einbezogen werden. Als erstes ist es natürlich wichtig, dass der Körper, die Nerven, Muskeln, Hormone usw. in Einklang sind, entsprechend funktionieren und reagieren können. Auch die seelische Verfassung sollte auf die Lust ausgerichtet sein, und äußere Faktoren wie Ruhe, Zeit, Ungestörtheit wären wichtig. Auch andere Reize können die sexuelle Lust fördern. Individuell kann es sehr unterschiedlich sein, was einem Menschen Lust bereitet. Meist ist eine frühkindliche Prägung ausschlaggebend.
Der sexuelle Reaktionsablauf ist sehr störauffällig. Wie soll eine befriedigende Sexualität gelingen, wenn sie dabei den Einkaufszettel durchgehen, an die nächsten Arbeitstage denken, durch plötzliche Geräusche abgelenkt werden, das Handy dauernd piepst, der Fernseher läuft oder die Kinder vielleicht noch nicht schlafen? Oder man „macht“ Sex, damit die Stimmung mal wieder besser wird, weil sie ja schon so lange keinen Sex hatten.

Die sexuelle Reaktion läuft bei Mann und Frau gleich ab, mal schneller, mal langsamer. Auch Frauen können in kürzester Zeit einen Orgasmus bekommen, je nachdem, wie die Situation und die Umstände sind, wie hoch der Erregungslevel ist, bevor Frau in „Aktion“ tritt. Wenn es aber länger dauert, könnte man auch denken: Für die paar lustvollen Sekunden muss ich mich so lange abrackern, also lass ich es lieber gleich. Sexuelle Lust zu empfinden, ist auch ein großes Geschenk des Lebens, das wir mit Freude annehmen dürfen und auch sollten. Nutzen sie die sexuelle Aktivität, um sich (und eventuell auch lieben Menschen) Lust und Genuss, Freude, Entspannung, gute Gefühle und Zufriedenheit zu schenken.

Das können Frauen und Männer lernen; das Gehirn ist formbar.

Zur allgemeinen Info: Die Klitoris ist das einzige Organ eines menschlichen Körpers, das einzig und allein, nach heutigem Wissenstand, nur für die Lust zuständig ist. Also behandeln Sie sie königlich und sorgsam. Danken Sie ihr, wenn sie gut funktioniert und Ihnen, wann immer sie wollen, Lust verschaffen kann.

Ozeanisches Gefühl

Tauche ein,
in die Dunkelheit,
in feuchte Tiefe,
die Nässe,
der ozeanischen kurzen Unendlichkeit.
Erlöse Millionen deines Ichs
und sterbe mit mir,
für einige Momente
den kleinen Tod,
um Leben zu spüren.

Die Sexualität des Menschen läuft in verschiedenen Phasen ab. Sie gehen ineinander über, können unterschiedlich lang oder kurz andauern und jederzeit unter- oder abgebrochen werden. Die körperlichen Zeichen sind nicht immer sehr deutlich ausgeprägt oder sichtbar. Also müssen Sie nicht zwischendurch mit der Taschenlampe oder Lupe auf die Suche gehen, ob alles stimmt, sondern spüren Sie, ob Sie und für was Sie jeweils bereit sind.

1. Erregungsphase

Mann:

- Erektion vom Penis
- Hoden schwellen an/werden hochgezogen
- Evtl. Brustwarzenerektion

Frau:

- Scheide wird feucht
- Erektion von Klitoris und Klitorisschaft
- Große Schamlippen und treten auseinander
- Scheide verlängert sich
- Gebärmutter und Muttermund verändern ihre Lage
- Falten in der Scheide werden glatt und dunkler
- Brustwarzen erigieren
- Brust wird dicker

Beide:

- Puls wird schneller
- Blutdruck steigt
- Atmung wird schneller
- Muskelspannung stärker
- Evtl. Hautrötung

Die Erregungskurve steigt bei Männern oft schnell an. Machen sie Pausen, um länger dem Genuss zu frönen und der Frau Zeit zu geben, auf das gleiche Erregungsniveau zu kommen, falls die Erregung bei ihr langsamer steigt.

2. Plateauphase

Mann:

- Erektion von Penisspitze (stärker/wird dunkler/ evtl. feucht)
- Maximale Erektion
- Hoden hochgezogen

Frau:

- Unteres Scheidendrittel schwillt an/wird enger
- Obere 2/3 der Scheide vergrößert sich/ wird weiter
- Gebärbutter weiter hochgezogen
- Klitoris zeigt sich mehr

- Schamlippen (große und kleine) schwellen mehr an/noch dunkler
- Brüste reagieren auch mehr

Beide:

- Puls und Atmung werden schneller
- Blutdruck steigt noch mehr
- Evtl. Hautrötung
- Muskelspannung (Gesicht, Brustwarzen, Bauch, Gesäß, Arme, Beine)
- Bewegungen werden unwillkürlicher

3. Orgasmusreflex (intensives Lustgefühl/Äußerliches wird uninteressant) läuft „automatisch" ab, kann dann nicht mehr zurückgehalten werden.

Mann:

- Schließmuskel der Blase schließt sich
- Rhythmische Kontraktion von Samenleiter/-blase, Prostata und Harnröhre mit anfangs 0,8-Sekunden-Intervall
- Analmuskel-Kontraktion
- Ejakulation in 3-7 Stößen oder auch mehr
- Evtl. Kontraktion des Penis

Frau:

- Klitoris zieht sich unter Vorhaut zurück
- Steigerung der Spannung
- Evtl. Krampf des äußeren Drittels der Scheide
- Rhythmische Kontraktion (3 – 5 – 12 und mehr) des äußeren Drittels der Scheide (anfangs 0,8-Sekunden-Intervalle, dann abnehmend)
- Evtl. Kontraktionen der Analmuskeln + Gebärmutter
- Evtl. Atemaussetzer

Beide:

- Maximaler Puls
- Max. Blutdrucksteigerung
- Max. Hautrötung
- Max. Muskelspannung

By the way

Ein Orgasmus kann Kopfschmerzen hervorrufen. Wer darunter leidet, sollte eine langsam ansteigende Erregung bevorzugen.

Kein Orgasmus kann Unterleibschmerzen durch den langsameren Blutabfluss hervorrufen.

4. Entspannungsphase

Mann:

- Erektion nimmt ab
- Penis bleibt aber oft noch ½ Std. größer, schlafft dann ab
- Hodensack und Hoden gehen in Normalgröße zurück
- Manchmal kurze Überempfindlichkeit des Penis
- Refraktärperiode (dauert im Alter länger)

Frau:

- Warzenhöfe und Brust werden kleiner
- Klitoris wird wieder kleiner
- Unteres Scheidendrittel entspannt sich; andere Teile der Scheide auch
- Gebärmutter wird wieder kleiner und senkt sich; taucht mit Muttermund in die abgegebene Samenflüssigkeit (Unterdruck hilft den Spermien beim „Aufstieg“)
- Scheiden-pH-Wert geht von vorher 4 auf 7 durch die männliche Flüssigkeit

Beide:

- Evtl. starke Schweißabsonderung
- Muskelentspannung
- Puls, Atmung, Blutdruck werden normal – gehen in den vorherigen Zustand zurück

Für die sexuelle Erregung sind eine intakte Durchblutung und heile vegetative Nerven der gesamten Geschlechtsorgane sowie des Körpers notwendig. Durch eine erotische Situation oder auch nur durch Gedanken daran, eine reizvolle Vorstellung, werden Nerven-Botenstoffe ausgeschüttet. Sie führen zu einer bis 700-prozentigen höheren Blutflusssteigerung in den Penisarterien und in den Schwellkörpern. Gleichzeitig wird dadurch Druck auf die Venen ausgeübt und damit der Blutabfluss unter anderem im Penis verhindert. Nach dem Samenerguss öffnen sich diese Venen wieder, das Blut kann abfließen und der Penis wird wieder schlaff. Stress, Operationen im Beckenbereich, Verletzungen, Allgemeinerkrankungen, Medikamente oder psychische Probleme können diesen körperlichen Mechanismus stören, und es kann zur teilweisen oder vollständigen erektilen Dysfunktion (Impotenz) kommen.

Beckenboden

Die Muskulatur des Beckenbodens dient verschiedenen Zwecken, beispielsweise um die Baucheingeweide zu halten, den Blasenverschluss zu gewährleisten und hat eine wichtige Funktion für den Geschlechtsverkehr von Mann und Frau. Sie gehört zu den Muskeln des Bewegungsapparates und genau, wie Sie Ihre Oberarmmuskeln aufpumpen, so können Sie auch Ihre Beckenbodenmuskeln trainieren. Damit können Sie die Voraussetzung für ein befriedigendes Liebesleben verbessern.

Für eine befriedigende Sexualität sind die Muskeln des Beckenbodens ganz wichtig. Frauen haben oft nach der Geburt Probleme – Männer oft nach einer Prostata-Operation. Beckenbodentraining kann helfen, die Lust wieder lustvoller werden zu lassen. Oder gehen Sie zum Bauchtanz (auch Männer). Sie lernen dabei ein gutes Muskeltraining, das Wiegen, Schaukeln und Kippen des Beckens. Das macht locker und die Bewegungen, das Schieben, Kreisen sowie An- und Entspannen des Beckens und Beckenbodens sind sehr vorteilhaft für eine lustvolle Sexualität. Es ist noch kein Meister vom Himmel gefallen – Übung macht die Meisterin.

Die Kontraktionen, die Sie beim Orgasmus spüren, werden unter anderem durch die Muskeln des Beckenbodens und der Scheidenmuskeln hervorgerufen. Je besser sie trainiert sind, umso intensiver ist das Gefühl.

Übungen:
Alle Übungen sind für Frauen und Männer gesund, verbessern den gesamten Organismus und den Orgasmus, wirken auch bei Inkontinenz und nach einer Geburt.

Schmetterling – Setzen Sie sich mit angewinkelten Beinen auf den Po, ziehen Sie dann die Füße näher an sich heran, umfassen Sie selbige mit den Händen und lassen Sie die Knie rechts und links wie Schmetterlingsflügel wippen.

Beckenschaukel – Rückenlage, Hände auf die Beckenknochen legen, einatmen – Becken nach hinten kippen, Rückenbogen – Hohlkreuz machen, ausatmen, Becken wieder nach vorne kippen (laut ah sagen, immer, wenn das Becken nach vorne kommt), Rücken wird runder. Stellen Sie sich dabei vor, wie Sie durch die Genitalien ein- und ausatmen.

Katzenbuckel – Für die Dehnung der Hüfte machen Sie zehnmal hintereinander den „Katzenbuckel“ und das „Schwanzwedeln“ – auch wenn Sie keinen haben.

Training für die Scheidenmuskeln – Führen Sie den Mittelfinger in die Scheide ein, kneifen Sie dann den Beckenboden und den PC-Muskel fest zusammen, dann wieder locker lassen. Die Übung können Sie auch mit einem eingeführten Tampon machen. Ziehen Sie rhythmisch am

Bändchen und halten Sie ihn gleichzeitig fest – oder üben Sie beim Geschlechtsverkehr: Halten Sie den Penis fest. Immer doppelt so lange entspannen, wie das Anspannen gedauert hat, beispielsweise fünf Sekunden anspannen, zehn Sekunden entspannen.

Es soll Frauen geben, die mit den PC-Muskeln eine Banane ohne Schale zerdrücken können. Also: Übung macht die Meisterin und schafft intensivere Orgasmen.
Stöhnen Sie bei den Übungen. Es löst Verspannungen im Zwerchfell und gleichzeitig die Muskeln der Lenden sowie des Beckens. Körperbewegungen sind oft eng mit Gefühlen verbunden. Verändern sich die Bewegungen, können sich auch die Gefühle verändern – hängt auch beides mit der Atmung zusammen. Viele Frauen kennen diese Übung, wird sie doch in den Rückbildungskursen nach einer Geburt gelehrt. Die Lustlosigkeit nach der Geburt von Frauen ist oft auch darauf zurückzuführen, dass die Scheiden- und Beckenmuskulaturen beschädigt wurden, die Empfindungen dadurch schlechter oder geringer sind und es schwieriger ist, einen Orgasmus zu bekommen.
Wenn Sie urinieren müssen, kneifen Sie einmal den Urinstrahl ab. Diese Übung ist auch ein sehr gutes Training für den Mann. Sie stärkt nicht nur den Beckenboden, sondern verbessert auch die Erektion und das Lustgefühl. Diesen Muskel können Sie rhythmisch, willkürlich, fünf bis zehn Sekunden kraftvoll, so lange es geht, anspannen (nach oben ziehen) und wieder entspannen. Im Auto an

der roten Ampel, im Bus oder Zug, im Büro am PC oder am Abend auf dem Sofa – 100 Mal am Tag – überall kann Mann und Frau trainieren. Es sieht ja keiner. Sollten Ihre Pobacken dabei wackeln, trainieren Sie die Po-Muskeln und nicht den Beckenboden und PC-Muskel.
Stellen Sie sich dabei vor, Sie würden mit der Scheide etwas aufsaugen oder nach oben ziehen.

Affirmation: Ich bin richtig, alles wird gut,
ich bin wichtig und habe Mut.

Bei jungen Männern ist die Refraktärperiode, also die Erholungsphase, oft sehr kurz, sodass sie schon bald wieder zum weiteren Geschlechtsverkehr übergehen können. Sie gehen in der Entspannungsphase bis zur Plateauphase zurück, um dann bei neuer sexueller Reizung und Erregung erneut zu einem zweiten Orgasmus zu kommen. Bei älteren Männern kann sich die Entspannungsphase dagegen sehr verlängern und damit nicht nur zur Unzufriedenheit bei ihm, sondern auch bei der Beziehungsperson führen. Jeder Mann sollte aber wissen, dass so etwas nicht krankhaft ist (es sei denn, es liegen Gründe vor) und sich nicht grämen oder minderwertig fühlen. Alles verändert sich im Laufe des Lebens, im Alter ist man kein junger Hecht mehr.

Bei Frauen kann, im Gegensatz zur allgemeinen Behauptung (Frauen brauchen länger), die Erregungs- und Plateauphase ebenfalls sehr schnell erreicht werden; dabei ist sie individuell und erlernbar, um schneller (wieder) auf Touren zu kommen; das kann allerdings stündlich/täglich variieren. Sie haben die Möglichkeit, sich lange auf der Plateauphase zu halten, um dann in die Orgasmusphase hinüberzugleiten. Ist dieser Punkt erreicht, gibt es, ebenso wie beim Mann, kein Zurück mehr. Der Orgasmusreflex läuft dann automatisch ab.

Manche Frauen gehen schließlich mit dem Erregungslevel auf den oberen Bereich der Plateauphase zurück, um dann gleich wieder zur Orgasmusphase aufzusteigen. Sie brauchen oft keine Refraktär- oder Entspannungszeit. Sie

sind multiorgastisch und erst nach mehreren Orgasmen befriedigt. Dies ist allerdings nicht, wie derzeit angenommen, ein Muss. Manche Frauen, die keinen Orgasmus bekommen oder wollen, können sich sehr wohl befriedigt fühlen. Sie können lange auf der Plateauphase verweilen und dann langsam in die Entspannungsphase gleiten. Es gibt also verschiedene Variationen der sexuellen Befriedigung. Wichtig ist, dass wir in diesem Bereich nicht immer Leistungsgedanken dabei haben. Bloß keine Jagd nach dem Orgasmus. Das ist kontraproduktiv! Mit Druck und Muss geht nichts. Lassen Sie es fließen und kommen. Ob Sie nun einen Orgasmus oder zehn oder keinen haben – Hauptsache Sie fühlen sich befriedigt und miteinander wohl. Einer ist genauso gut wie keiner. Ebenso der oft gewünschte gleichzeitige Orgasmus ist nicht die Regel, auch wenn es ein tolles Erlebnis ist.
Also: Lieber **ladies first** und dann den sexuellen Weg zusammen weitergehen, denn der Weg ist das Ziel!

Oft kommt es vor, dass die Partner die Signale des Gegenübers falsch interpretieren. Die Frau ist zum Beispiel gerade sehr liebebedürftig und möchte in den Arm genommen werden, möchte kuscheln, schmusen und vielleicht gestreichelt oder gekrault werden. Wenn der Mann das als Aufforderung zum Sex wertet, sich seine „Manneskraft" bemerkbar macht, kann es zu einem – oft nicht ausgesprochenen – Konflikt kommen. Seine Erregung steigt mit der körperlichen Berührung und er signalisiert,

dass er Sex haben möchte. Oft gehen Frauen darauf ein, vielleicht mit dem Gedanken: Der Appetit kommt beim Essen ... oder: Ich bin schuld, dass er steht, also muss ich auch dafür sorgen, dass er wieder fällt.
Einige Frauen machen einfach mit, aus dem Schuldgefühl heraus, dass sie ja die Erektion hervorgerufen haben, sie Schuld sind, und er sonst Schmerzen hat, sauer ist, nicht weiter schmusen will. Aber die Frau, und das trifft auch für manche Männer zu, hat eigentlich nur Sehnsucht nach Berührung, Zärtlichkeit, Geborgenheit. Männer und Frauen empfinden das „Nicht-Wollen“ des Partners oft als Zurückweisung, führen das Nein gegen sich gerichtet, sind beleidigt und hören auf mit der Zärtlichkeit.
Doch das Nein richtet sich nicht gegen die Person des Partners, sondern einfach nur gegen die Handlung und für die eigenen Bedürfnisse von Sexualität.

Zunehmend zeigt sich ebenso eine Lustlosigkeit der Männer. Auch sie haben das Gefühl, immer den Mann stehen zu müssen – der Frau gerecht zu werden. Doch wenn sie beispielsweise zehn Stunden Brummi gefahren sind, im hektischen Büro pausenlos telefoniert haben oder am Band standen, dann ist häufig keine Energie mehr da für aufregenden Sex. Also: Keine Ansprüche auf beiden Seiten. Forderungen töten die Lust.
Nicht nur Frauen haben ihre „Migräne“, sondern auch Männer. Sprechen sie offen darüber, was eventuell die Ursache für die Unlust sein könnte, besonders, wenn die

Lustlosigkeit länger andauert. Schließen sie eventuell Kompromisse, mit denen beide zufrieden sind und leben können – aber keine faulen Ausreden.
Beim Mann kann man genau sehen, ob er will. Bei der Frau nicht. Frauen und auch zunehmend Männer fügen sich oft den Wünschen des Partners (irgendwann muss ich ja mal „Gut-Wetter-Machen“, dann ist für die nächsten 1 – 2 – 4 – 8 ... Wochen die Stimmung wieder gerettet). Der Mann kann das leider nicht so einfach, eine Erektion kann man nicht erzwingen.

Natürlich kann es auch dem Mann so gehen, dass er keine Lust auf Sex hat und die Frau ihn bedrängt, ihn sogar als „Schlappschwanz“ beschimpft und beleidigt. Aber mal ehrlich, was ist das dann für eine Beziehung?! Gelegentliche Erektionsstörungen können immer mal geschehen (Jugend, Stress, Alter), und es sollte kein Drama sein. Liebe und Sex zwischen zwei Menschen sollte nur geschehen, wenn beide so angenommen werden, wie sie sind, die eventuell vorhandenen „Mängel“, die eigenen und des Gegenübers, akzeptiert werden. Alles zusammen macht eine Person, einen Menschen unverwechselbar. Er/sie ist halt eigenartig (hat seine eigene Art).
Jeder Mensch hat Verständnis verdient, wenn er keinen Sex haben möchte.
Frauen treiben Sport, Fitness, versorgen andere, legen sich ein Ehrenamt zu oder schaffen sich ein interessantes Hobby an. Wenn beide wenig Zeit haben, fällt die Lust-

losigkeit kaum noch auf. Man gewöhnt sich daran. Manche Männer kompensieren ihr „Nicht-Wollen oder -Können“ mit beruflichen Aktivitäten, mit Macht, rastlosem Sport, Auto oder Motorrad und Raserei oder auch mit Potenzprahlerei. Manche Frauen verfallen dem Renovierungswahn in der Wohnung, geraten in Kaufrausch oder flüchten sich in die Welt der Bücher oder des Fernsehens.

Ansonsten ist das Thema unter Männern weitestgehend tabu. Wer redet schon gerne über Misserfolge oder gesteht im wahrsten Sinne des Wortes eine Niederlage ein? Die Partnerin bekommt es ja leider mit, aber wehe, sie redet mit anderen darüber. Der Mann aber liegt da und leidet unter seinem nicht funktionierenden Körper – und damit leiden auch Geist und besonders die Seele.

Denken Sie daran: An jedem Schwanz hängt auch ein Mensch/Mann.

Sehr viele Frauen (circa 65 Prozent) kommen beim Geschlechtsverkehr nicht zum Orgasmus. Das kann zum einen an der Anatomie liegen und ebenso an manchen Stellungen. Machen Sie sich und ihrem Gegenüber keinen Stress – das ist völlig normal. Stimulieren Sie sich selbst – womit auch immer – vor, während und nach dem Geschlechtsverkehr. Sie selbst wissen (hoffentlich) am besten, wie Sie zu befriedigen sind, was Sie erotisch finden, Sie reizt, Ihnen Lust macht. Und immer daran denken: **Jeder Partner ist für seinen eigenen Orgasmus, seine Befriedigung zuständig.** Lasten Sie es nicht dem/der anderen auf, nach dem Motto: Er/Sie muss es mir machen, muss es bringen. Sie müssen nicht „gut im Bett" sein, sondern sie selbst. Sie kennen auch sicherlich die Frage danach: „Na, wie war ich? Bist Du gekommen?" Seien Sie ehrlich, spielen Sie nichts vor, sondern reden Sie miteinander über Ihre Wünsche und Vorlieben. Auch ein kleiner dirty talk kann anregend sein.

Jeder Orgasmus wird durch die Reizung der Klitoris, mit ihrem erektivem Gewebe, ihren Schenkeln, hervorgerufen, egal, wie sie ihn spüren oder empfinden. Und jeder Orgasmus kann sich immer anders anfühlen und durch unterschiedliche Reizungen hervorgerufen werden. Es gibt keinen richtigen oder falschen, keinen reifen oder unreifen Orgasmus.
Aber, liebe Männer: Sollten Sie bemerken, dass Ihre Partnerin sich kurz vor dem Höhepunkt befindet, ändern Sie nichts mehr. Nicht mehr Gas geben, nicht die Stellung verändern. Das kann die weitere Erregung bis zum Orgasmus stören und das Erregungsniveau dadurch wieder komplett absacken lassen: Und aus die Maus. Also immer schön dabei bleiben und nicht die Erregung durch Veränderungen stören.
Auch wenn Sie das Kamasutra hoch und runter turnen, befriedigender Sex hängt manchmal von der Technik ab und nicht von der Stellung. Lassen Sie sich Nachhilfeunterricht geben. Jede Frau ist anders und jeder Sex auch. Begegnen Sie sich und benutzen Sie sich nicht!

Übung:

Schärfen Sie ihre Sinne. Verbinden sie sich, alleine oder gegenseitig, die Augen mit einem dunklen Tuch. Dann setzen oder legen Sie sich hin und konzentrieren sich auf einen anderen Sinn, beispielsweise auf das Hören oder Tasten. Wenn Sie den Film „9 ½ Wochen" gesehen haben, dann konnten Sie eine „erotische Fütterung" erleben. Der ganze Mund mit Mundhöhle, Zunge und Lippen ist eine sehr sensible und hocherotische Zone. Einen anderen Menschen zu füttern, natürlich mit entsprechenden Speisen, erinnert zum einen an die Kindheit, aber auch an eine Penetration, schärft zudem die Geschmacks- sowie Berührungswahrnehmungen und kann sehr erotisch sein. Rote Lippen sollst Du küssen. Sie sind ein sehr starkes sexuelles Signal mit Aufforderungscharakter. Benutzen Sie andere Dinge, die den Tast- oder Geruchssinn betreffen, finden Sie heraus, welche Musik Sie in Stimmung bringt und bewegen Sie sich danach.

Reden ist das A und O

Der Großteil von uns hat nie gelernt, über unsere Sexualität frei und offen zu reden – aber man kann es lernen. Es fällt uns vielleicht schwer, unsere Wünsche, Gedanken, Gefühle auszudrücken. Das A und O in einer guten sexuellen Beziehung ist das intensive Gespräch, und das ist nicht immer leicht. Nicht das Zerreden oder immer wieder Aufwärmen von Problemen oder Vorwürfen, Mäkeleien oder Forderungen. Wünsche dürfen keine Forderung sein. Sprechen und Zuhören!

Sprechen Sie nicht von „man", sondern von sich selbst: „Ich habe, ich fühle mich ... ich möchte gerne ... ich habe bemerkt ... usw." Sagen Sie nicht „... immer ... Schon wieder ... Du kennst nicht mal ... usw."

Was sind Ihre Wünsche? Welche Gefühle sind bei Ihnen momentan vorrangig? Welche Probleme haben Sie? Was können Sie nicht aushalten? Was finden Sie besonders gut, reizvoll oder erregend? Klagen Sie nicht an, nach dem Motto: „Du hast ..., Du bist ..., Du machst ..."

Übung:

Setzen Sie sich ruhig zusammen. Jeder hat eine bestimmte Zeit (5-15 Minuten), um **über sich** zu sprechen. Der andere muss in diesem Fall zuhören, ohne zu unterbrechen. Dann wechseln. Danach ist es ganz gut, wenn sich jeder für sich etwas Zeit nimmt, um über das Gesagte nachzudenken. Ich gehe davon aus, dass Sie sich nicht willentlich verletzen, sondern an sich und der Beziehung arbeiten wollen (**Buch-Tipp:** M. L. Moeller – Zwiegespräche). Bei diesen Gesprächen geht es nicht um die kaputte Waschmaschine, den neuesten Büroklatsch, die Schwiegereltern, Kinder oder das Rasenmähen. Es geht um Sie und Ihre Gefühle, Ängste und Gedanken, Wünsche und Bedürfnisse und natürlich, nach dem Wechsel, um dieselben Dinge bei Ihrem Gegenüber. Wenn Sie also keinen Analverkehr mögen, sagen Sie es deutlich.

Sehen Sie das miteinander reden als Priorität für Beziehung und Sexualität. Wenn Sie miteinander reden, müssen Sie auch zuhören – mit beiden Ohren und mit dem Herzen. Seien Sie aufmerksam, unterbrechen Sie nicht, fragen Sie nach. Oft denkt man, man hat den anderen Menschen verstanden. Dann stellt sich aber heraus, dass dem nicht so ist. Fragen Sie: „Meinst Du es so und so ... ich verstehe es so ...“ Reden Sie über sexuelle Probleme. Nehmen Sie beim Sex die Probleme nicht mit unter die Bettdecke – das turnt ab. Streiten Sie nicht, besonders nicht vor den Kindern. Bevor Sie reden, denken Sie nach. Vermeiden Sie verletzende Bemerkungen, denn dann

geht nichts mehr. Lassen Sie sich nicht vom Thema ablenken (Handy, Telefon). Benutzen Sie keine Ausreden, um dem Gespräch zu entgehen. Nehmen Sie sich Zeit für solch ein Gespräch. Überlegen Sie, was Sie an dem anderen lieben oder geliebt haben. Warum haben Sie sich in ihn verliebt? Was mögen und lieben Sie an ihrem Gegenüber immer noch, und sprechen Sie es auch aus. Machen Sie Komplimente, und wenn Sie ein Kompliment bekommen, bitte kein „aber ..." dahinter!
Erinnern Sie sich an schöne gemeinsame Erlebnisse und Zeiten. Finden Sie heraus, was und wodurch sich etwas verändert hat und was Ihnen helfen könnte, etwas von den schönen Dingen wieder aufleben zu lassen. Spazieren Sie Hand in Hand gemeinsam Ihren Weg zu einer befriedigenden Sexualität. Lassen Sie sich ganz auf das Gespräch ein. Hören Sie genau zu. Werden Sie nicht laut. Es geht nicht darum, wer „Schuld" an etwas hat, sondern, wie man Lösungen findet, wenn ein Problem auftaucht. Sie können freundlich und ehrlich miteinander umgehen, ohne sich zu verletzen, sich angegriffen zu fühlen. Es geht nicht um falsch oder richtig, sondern um ein erfülltes, respektvolles Miteinander und eine befriedigende Sexualität. Sie müssen nicht immer ganz ernst dabei sein. Humor ist, wenn man trotzdem lacht, und zwar gemeinsam.

Geschichte:

Ein junges Paar lebt die Sexualität, wie sie sich vorstellen, wie sie sein sollte. Beide merken, dass irgendetwas nicht stimmt. Bevor sie in die Lustlosigkeit abdriften, nehmen sie sich vor, über die jeweiligen Wünsche zu sprechen. Sie schreiben jeder eine Liste, wie sie sich Sexualität vorstellen, was sie gut finden, was sie erregt und wie und wodurch die Erregung gesteigert werden kann. Anschließend setzen sie sich (in Ruhe) zusammen. Jetzt wird's etwas heikel, denn jeder darf nacheinander einen Punkt von der Liste aussprechen. Oft macht sich erstmal ein mulmiges Gefühl breit, weil: Wie sag' ich's meinem Partner, ohne ihn zu verletzen, ihm/ihr weh zu tun?

Aber: Es geht erst einmal nicht um die andere Person, sondern darum, sich auszudrücken, sich zu zeigen, Gefühle zuzulassen und miteinander zu teilen. Seien Sie aufmerksam. Hören Sie genau zu und fragen Sie nach, wenn Sie etwas nicht verstanden haben.

Tipp: Halten Sie „Händchen" dabei, dann geht's oft leichter. Setzen Sie sich nebeneinander, wenn Ihnen das in die Augen schauen noch zu schwierig ist, trinken Sie keinen Alkohol, oder gehen Sie zusammen im Wald spazieren – das beruhigt.

Je besser Sie sich und Ihre Vorlieben, Ihren Körper kennen, umso einfacher kann es sein, sich darüber mitzuteilen. Wünsche sollen nie als Vorwurf formuliert werden. Schuldzuweisungen sind bequem, denn dann muss man sich nicht selbst mit den eventuell vorhandenen eigenen Problemen auseinandersetzen. Sie hindern an einer guten Kommunikation und der Selbstreflektion.
Über die eigene Sexualität zu reden, ist nach wie vor ein Tabu, obwohl wir in einer übersexualisierten Welt leben. Die Medien zeigen alles, was gerade noch erlaubt ist. Nacktheit ist kein Verbot mehr, aber über die eigene Sexualität zu reden, schon. Es wird weder von Männern noch von Frauen über Probleme in diesem Bereich gesprochen.

Müssen wir denn so sein, wie Filme und Zeitschriften es uns vorgaukeln und weis machen wollen? Müssen wir uns daran orientieren, x-mal pro Woche Sex zu haben, einer Figur „nachzuhungern“, bei der man die Rippen zählen kann und sich an den Beckenknochen blaue Flecken holt, oder uns ein Sixpack einoperieren lassen? Nein, und nochmals nein! Entfernen Sie sich von solchen aufgezwungenen Normen. Diese Normen orientieren sich am äußeren Schein. Erkennen Sie Ihre eigenen Bedürfnisse.
Und wenn Sie kein Sperma schlucken mögen, sagen Sie es – obwohl es basisch ist und viel Eiweiß enthält.

Verlust der Lust

Viele Frauen, Männer, Paare verlieren im Laufe einer Beziehung die Lust am Sex oder aneinander. Oft stehen dahinter Beziehungsprobleme, Ängste, Überforderung, Stress und vieles mehr. Es ist in unserer sexbetonten Gesellschaft schwer, darüber zu sprechen. Man hat gefälligst sexuell aktiv zu sein und natürlich ganz tollen Sex zu haben. Allerdings gibt es auch Menschen, die allgemein weniger sexuelle Lust verspüren, wie es auch andere gibt, die sich ständig sexuelle Befriedigung verschaffen müssen.

Oft aber denken Menschen kaum an Sex, alleine oder mit Partner/-in. Viele fühlen sich dadurch minderwertig, wenn sie keine Lust haben, als hätten sie einen Defekt. Männer fühlen sich nicht mehr als vollwertiger Mann. Sie können nichts mehr „leisten". Sie „bringen" es ja nicht, was von ihnen erwartet wird. Manchmal können „unlustige" Lebensbedingungen wie Wechseljahre oder auch Traumata dahinter stecken. Auch Erkrankungen wie Diabetes, Schilddrüsenprobleme, Depressionen oder Burnout sind Lustkiller. Oft sind es aber Partnerschaftsprobleme, die die Lust auf die Lust hinwegfegen.

Konflikte, die nicht benannt oder behoben werden, können jeden Menschen stark beeinträchtigen. Vielfältige Probleme des Alltags (Arbeit, Kinder, Schmerzen, Eltern, Geld, Zeit) können die sexuelle Lust vertreiben. Je länger man nicht darüber spricht oder sich nicht sexuell betätigt, umso unwichtiger kann die Sexualität werden. Wird man nicht mit Sexualität konfrontiert – beispielsweise, weil man keine Beziehung führt –, so braucht man sich auch damit nicht mehr auseinander zu setzen. Wenn man Karriere machen will, hat man für Sexualität sowieso keine Zeit. Es ist kein Punkt auf der „to do Liste."

Die Lust im Kopf kann da sein, aber sie erreicht den Unterleib nicht. Die Scheide bleibt trocken, die Klitoris schwillt nicht an, der Schwanz bleibt hängend, der sexuelle Reaktionsablauf ist gestört. Man sollte genau untersuchen, ob es beispielsweise an einer schlechten Durchblutung liegen könnte, Herz-Kreislauf-Erkrankungen, Stoffwechselstörungen oder etwas anderes vorhanden sind. Hoher Blutdruck stört die sexuelle Erregbarkeit ebenso, und auch das Rauchen kann entscheidende Auswirkung haben. Die sexuelle Reaktion wird unter anderem von den Nerven gesteuert und Nikotin ist ein sehr starkes Nervengift. Schmerzen beim Geschlechtsverkehr kann es ebenso geben, zum Beispiel in den Wechseljahren, bei Scheideninfektionen, genitalem Herpes, Hormonschwankungen oder bei zu heftigem, unsensiblem Geschlechtsverkehr. Auch diese Faktoren können zur Lustlosigkeit führen. Manches Mal ist es auch einfach Langeweile – wer möchte schon jeden Tag Bratwurst essen?! Wenn sich ein Paar lange kennt, eine lange, andauernde Beziehung führt, ist es normal, dass nach etwa zwei bis vier Jahren die sexuelle Anziehungskraft nachlässt. Die eventuell vorhandene sexuelle Eintönigkeit kann ebenfalls zur Lustlosigkeit führen. Vertrautheit und Harmonie kann die sexuelle Anziehungskraft vermindern. Sie ist oft mehr wert als Sexualität, aber schlechter Sex kann, wenn Sie nichts daran ändern oder unternehmen, auch zur Trennung führen. Beide Partner fühlen sich nicht mehr voneinander angezogen, nicht attraktiv, geschweige denn erregt. Die Eigenarten des anderen stören einen immer mehr. Man macht sich nicht mehr schön, auch nicht für sich selbst, vernachlässigt allgemein das Aussehen und eventuell die Hygiene.

Geschichte:

Ein Mann hatte panische Angst vor dem Zahnarzt, dementsprechend sahen seine Zähne aus. Einige waren kaputt, einige fehlten, das Zahnfleisch war oft entzündet und der Mann hatte einen starken Mundgeruch. Schon auf 1,5 Metern Abstand konnte man das riechen. Seine Frau war alles andere als erfreut. Ein zärtlicher Kuss, Schmusen usw. waren nicht mehr drin. Sie konnte sich nicht mehr überwinden, ihrem Mann näher zu kommen und zu küssen. Die Beziehung drohte zu zerbrechen. Da der Mann seine Frau sehr liebte, unterzog er sich, trotz Angst, einer Zahnbehandlung unter Vollnarkose, was er selbst bezahlen musste, bis sein Gebiss vollständig saniert war. Eine harte Zeit für ihn, musste er doch bei jedem Termin gegen seine Ängste und Panik ankämpfen. Doch die Frau hatte ihre Achtung vor ihm wiedergewonnen, begleitete ihn zu jeder Behandlung, und das Geld war gut ausgegeben. Die Frau wusste, dass er es für sie und die Beziehung getan hatte. Ein großer Liebesbeweis. Die Liebe war größer als die Angst vor dem Zahnarzt, und sie leben glücklich und sexuell aktiv bis irgendwann …

Es geht zwar nicht immer um das Aussehen, aber es hat ganz klar Vorteile – die Attraktivität schafft Aufmerksamkeit. **Aber:** Lieber rund und gesund, als schlank und krank! Wir sind tagtäglich umzingelt von sexuellen Signalen, die besonders Männer anregen und neugierig machen. Ob es das Schaufenster mit halbnackten Puppen ist, tiefe Dekolletés, bauchfreie T-Shirts, Verhütungskampagnen auf Reklametafeln, Reizwäsche im Kaufhaus, Zeitschriften oder Titelblätter. Nackte Haut überall, Rasierwasser- oder Duschgelwerbung, Haarentfernungsstudios, jugendlicher Sixpack: „sex sells" eben überall, auch die neuen Angelhaken (der als toller Ohrring an einem Supermodelohr hängt) oder der neue Brotaufstrich (er ist gesund und gesund ist sexy) kann mit erotischen Motiven verkauft werden.

Übung:
Machen Sie (beide) mal wieder eine Liste, was Sie aus der Langeweile herausbringen könnte. Welche Möglichkeiten sehen Sie, wieder mehr Erotik in den Alltag zu integrieren? Was würden Sie gerne ändern, welche Vorstellungen und Wünsche möchten Sie verwirklichen, was eventuell mal ausprobieren? Und: Reden Sie miteinander!!!

Seitensprung

Weder Mann noch Frau sind von Natur aus monogam. Selbst, wenn man sich noch so sehr liebt, kann es sein, dass ein Mensch nicht alle Bedürfnisse des anderen befriedigen kann. Angeblich bleiben etwa 80 Prozent aller Seitensprünge unentdeckt. Oft werden dabei sexuelle Vorlieben ausgelebt, die in der „Hauptbeziehung“ nicht erfüllt werden können. Wichtig ist, sollte man sich zu einem Seitensprung entscheiden, vorher genau zu überlegen, was für Konsequenzen es haben könnte. Es darf auch nicht zu einer Abwertung der zu der Zeit bestehenden Beziehung kommen (weil man ja ein so armes Menschlein ist, das keiner versteht). Es gibt keinen Freibrief zum Fremdgehen.

Ein Seitensprung kann nämlich Vieles zum Zerspringen bringen. Wir leben zur Zeit in einer „Spaßgesellschaft“, aber unverbindlicher Sex bringt nicht immer Befriedigung mit sich und ist manchmal so schal wie ein abgestandenes Bier. Sie können auch ohne einen Seitensprung Spaß beim Sex haben.

Mancher wird sicherlich auch bei Lustlosigkeit über einen Seitensprung nachdenken. Gelegenheit macht Sex (nicht Liebe). Überlegen Sie dabei aber genau, was Sie damit eventuell anrichten. Was könnten Sie dadurch verlieren oder gewinnen? Ist es die kurzfristige Befriedigung der sexuellen Gelüste wert, eine sonst gute Beziehung dafür

zu gefährden? Bleibt es bei einem „Ausrutscher"? Wird es eine längere Affäre oder könnte sich daraus auch eine längere Beziehung entwickeln? Lassen Sie sich nicht durch neue Reize im Denken behindern.
Rutschen Sie nicht halb bewusstlos ins Chaos, nur weil Sie die sexuellen Gefühle überwältigt haben, denken Sie mit dem Kopf und lassen Sie sich nicht vom Schwanz oder von der Möse etwas vorschreiben. Denken Sie, bevor Sie handeln. Wenn Sie in einer guten, ehrlichen Beziehung leben, können Mann und Frau auch darüber reden und eine Vereinbarung treffen – aber gemeinsam!

Wenn das Reden mit dem Partner nicht funktioniert, sprechen Sie mit Ihrem besten Freund oder der Freundin oder einem Experten darüber. Werden Sie sich klar, was Sie sich davon erhoffen – wie es Ihr Leben beeinflussen würde – was Sie damit auch anderen lieben Menschen eventuell antun würden. Heimlichkeit ist anstrengend. Lügen haben kurze Beine. Sie laufen oft dorthin, wohin man sie nicht haben will. Irgendwann kommt alles raus, und wenn es denn doch sein muss: Gleiches Recht für alle. Stellen Sie sich vor, Ihr Partner oder Ihre Partnerin würde fremdgehen. Was löst der Gedanke bei Ihnen aus? Sagen Sie beispielsweise „Ok, dann kann ich ja auch mal" oder zerfrisst Sie die Eifersucht? Treffen Sie Ihre Entscheidung bewusst. Es sollte Ihnen immer klar sein, dass Sie die Verantwortung für Ihr Handeln übernehmen und die Konsequenzen dann auch tragen müssen. Wenn sich

beide Beziehungspartner einig sind, kann man sich für ein Ja oder Nein oder auch gemeinsames „Swingen“ arrangieren. Natürlich gibt es ebenfalls Vereinbarungen, bei denen es ein Partner dem anderen „erlaubt“, sich anderweitig sexuell auszuleben, zum Beispiel bei Krankheiten, selbst aber nicht das Bedürfnis dazu verspürt. Die Entscheidung sollte jedoch immer von beiden getroffen werden.
Wenn es nun schon zu einem „Ausrutscher“ gekommen ist, müssen Sie lernen, damit umzugehen. Die Wahrheit zu sagen, es einzugestehen, ist zwar edel, aber nicht immer eine gute Wahl. Sie entlasten sich dabei von Ihren eventuell vorhandenen Schuldgefühlen, lasten aber dem Partner und damit Ihrer Beziehung eine große Bürde auf. Selbst hat man ein besseres Gefühl, weil man ja „ach so ehrlich“ ist. Der Partner trägt die Last, Vertrauen geht flöten, und die Zukunft sieht erst einmal nicht mehr so rosig aus. Wohlgemerkt: Lügen ist nicht das Beste, aber mal etwas nicht zu sagen, kann die andere Person schützen.
Anders sieht es natürlich aus, wenn es eine längere Affäre oder ständige „Zweitbeziehung“ wird. Dann sollte es klar sein, dass man sich irgendwann – und nicht erst nach vielen Monaten – entscheiden muss, Klarheit zu schaffen und als Konsequenz eventuell eine Trennung angesagt ist. Heimlichkeiten machen das Leben nicht heimelig. Denken Sie aber auch daran, dass Sie Ihre eigenen Probleme, Ihre eigene Geschichte mitnehmen und sie in einer

neuen Beziehung wieder auftauchen können, wenn man sie nicht bearbeitet. Mit einem neuen Partner können sich alte Verhaltensweisen wieder einstellen, andere Unzulänglichkeiten auftauchen. Oft ist nach einigen Jahren der Alltag genauso öde, wie es in der anderen Beziehung scheinbar war. Seien Sie auf der Hut, Bedenken Sie, was Sie und Ihre Mitmenschen verlieren oder gewinnen.

Eine andere Möglichkeit ist, trotzdem zusammen zu bleiben und sich zu arrangieren. Klare Regeln aufzustellen, mit denen beide leben können. In einer Paarberatung (Beratungsstelle) kann man sich Hilfe und Unterstützung holen und dabei sich und den Partner/die Partnerin wieder besser oder neu kennenlernen, wieder Vertrauen aufbauen und sich miteinander füreinander entscheiden – oder auch nicht.
Holen Sie sich Hilfe bei Fachleuten. Lassen Sie sich bei der „Beziehungsarbeit" helfen, auch, um sich selbst und das eigene Verhalten besser kennenzulernen. Sie füllen sich auch nicht selbst ein Loch im kaputten Zahn, sondern gehen zum Fachmann, dem Zahnarzt! Es kann zwar Schmerzen bereiten, aber es ist eine gute Möglichkeit, ein „Beziehungsloch" wieder zu heilen, wieder zueinander zu finden oder, wenn es denn sein soll, eine einvernehmliche Trennung herbeizuführen, ohne mit Dreck zu werfen, die Schuld dem anderen anzulasten.
Wenn eine Beziehung oder Sex nicht funktioniert, sind immer beide daran beteiligt und sollten auch zusammen

eine Lösung der Probleme suchen oder erarbeiten. Und gegen Langeweile kann man etwas tun. Suchen Sie sich andere Orte, an denen Sie sich (ohne Erregung öffentlichen Ärgernisses) sexuell betätigen können. Es muss nicht immer das Bett sein, auch wenn der Küchentisch nicht so weich und bequem ist. In der Jugendzeit hat das Petting im Auto doch auch viel Spaß gemacht.

2 Beispiele:

Ein Paar fährt mit dem Auto auf der Autobahn von A nach B. Plötzlich sagt die Frau: „Du, halt mal auf dem nächsten Parkplatz, ich muss mal ...“. Sie halten auf dem nächsten Parkplatz an, wo auch ein WC vorhanden ist, doch sie macht keine Anstalten, auszusteigen. Der Mann fragt sie, was denn ist: „... Ich denke, Du musst mal ...“. Sie antwortet: „Ja, habe ich gesagt, aber nicht, was ich mal muss ...“, nimmt ihn am Hemdkragen, zieht ihn zu sich rüber und küsst ihn wild und heftig und geht ihm an die Hose. „Danach“ sagt sie – „jetzt weißt Du, was ich mal musste!“
Zum Glück waren keine anderen Personen auf dem Parkplatz.

In der Öffentlichkeit ist natürlich nicht jeder Ort geeignet, sich sexuell zu betätigen. Seien Sie vorsichtig, damit Sie nicht mit dem Gesetz in Konflikt geraten. Für manche Menschen macht aber gerade das einen Reiz aus, dass Sie „erwischt“ oder beobachtet werden könnten. Wenn für beide Partner klar ist, was es für Konsequenzen haben kann, dann ist es vielleicht ok – doch bei allem, was Sie mit einem anderen Menschen sexuell unternehmen, müssen immer beide einverstanden sein und Sie sollten niemals anderen damit schaden.

Eine junge Frau geht mit ihrem Freund in den Wald. Beide sind sehr verliebt, aber noch nicht sehr erfahren, was Sexualität betrifft. Sie sind sehr erregt und wollen den Geschlechtsverkehr vollziehen, was dann auch gut klappt. Danach geht die Frau zu ihrer älteren Freundin und bittet sie, sich mal ihren Rücken anzusehen. Er ist voller roter, kleiner Flecken und Pusteln. Die Freundin fragt sie, was sie denn gemacht hätten und denkt erst einmal an eine Allergie. Die junge Frau erzählt verschämt, dass sie mit ihrem Freund im Wald Sex gehabt hat, sich aber im Eifer des Gefechtes auf eine Ameisenstraße gelegt hatten. Sie hatte es nicht gemerkt. Also: Holzauge, sei wachsam oder wo man sich bettet ...

Schönes Beispiel, dass die Gefühle den Kopf ausgeschaltet haben und auch nicht jeder Ort außerhalb eines Hauses dazu geeignet ist, seinen Bedürfnissen freien Lauf zu lassen. Also geben Sie Obacht, wo Sie sich befinden und niederlassen. Lassen Sie sich nicht nur von Ihren Gefühlen hinreißen. Ein wenig Aufmerksamkeit und Vorsicht schützt vor Schaden.

Auch ein festgestellter Aufzug – nach Feierabend – kann ganz interessant sein, nur mit dem Hinlegen wird es dort nicht so gemütlich, und Vorsicht vor dem „Nachtwächter“, vielleicht möchte er ja mitmachen ...
Erleben Sie romantische Momente miteinander, die Sie wieder näher zusammenbringen. Rudern oder Paddeln, segeln oder Gummiboot fahren, Aufenthalt in der Natur (grün beruhigt, stärkt das Immunsystem und senkt den Blutdruck). Suchen Sie sich Situationen oder Orte, die für Sie beide eine Bedeutung haben, Ihre Gefühle ansprechen können.

Übung:
Baden Sie zusammen, und wenn die Wanne nicht vorhanden oder zu klein ist, gehen Sie in die Dusche und seifen Sie sich genüsslich ein. Anschließend trocknen Sie sich sanft ab und cremen sich langsam, einer nach dem anderen, mit einer angenehm duftenden Lotion ein (siehe Rezepte). Wenn Sie mögen, gehen Sie über in eine gegenseitige Ganzkörper-Massage mit einem aphrodisierenden Öl (legen Sie die Lackdecke vom Küchentisch drunter – glitscht schön und das Bettzeug wird nicht ölig oder fleckig).

Übung:

Überraschen Sie sich mit erotisch aussehenden Gerichten, essen Sie langsam mit Genuss, schauen Sie sich dabei in die Augen (und nicht aufs Handy) Dabei trinken Sie eventuell ein Glas Wein und hören sinnliche Musik. Tanzen Sie danach, umarmen und spüren Sie sich – schauen Sie sich die ganze Zeit immer wieder in die Augen.

Variation: Entsprechende Kleidung tragen oder ganz ohne (Vorsicht am Herd, falls es zu heiß wird!).

Entlasten Sie sich gegenseitig bei Verpflichtungen oder den Kindern – machen Sie einen eigenen „Single-, Vater- und Muttertag", und das nicht nur einmal im Jahr. Gönnen Sie sich gegenseitig eine Pause vom Alltag – einen Tag, ganz zu ihrer persönlichen Verfügung. Planen Sie gegenseitig Überraschungen.

Stecken Sie sich kleine liebevoll geschriebene Zettelchen in die Taschen. Schicken Sie sich Postkarten oder erotische „Liebesbriefe". Senden Sie sich gegenseitig eine Einladung zu einem erotischen Abend, der nur den romantischen und erotischen Stunden gewidmet ist. Buchen Sie ein Hotel für zwei Stunden nur für Sex.

Lesen Sie sich erotische Bücher oder Romane vor – jeder sein Lieblingsbuch. Sprechen Sie dann darüber, was Sie anregend finden und dann ... legen Sie das Buch beiseite.

Bemalen Sie sich mit der Fingerfarbe der Kinder und duschen Sie danach genüsslich. Schmieren Sie sich mit Nuss-Nougat- Creme oder Sprühsahne ein und lecken sich gegenseitig ab.

Streicheln Sie sich abwechselnd und gegenseitig je zehn Minuten – dann wechseln. Sagen Sie dem Partner, wie und was sie gut finden – aber nicht meckern!
Überraschen Sie Ihren Partner mit einer Prostatamassage. Führen Sie dazu einen Finger mit Gummifingerling und Gleitgel in den After ein und lassen Sie Ihren Finger mit sanftem Druck kreisen.

Chakra Übung *(aus dem Indischen):*
Das Wurzel-Chakra am Ende des Steißbeines hat bei den Männern eine positive, bei den Frauen eine negative (keine schlechte) Energie. Stellen sie sich ganz dicht aneinander, sodass sich Ihre Körper vom Unterleib bis zum Kopf berühren, halten Sie sich umschlungen und „tauschen" Sie die Energien, aktivieren und balancieren Sie Ihre Energiekreisläufe aus.

Sexualität und Menstruation

Die Menstruation oder Regel wird immer noch von vielen Menschen als etwas Unreines angesehen, und Sex während der Mensis ist in manchen Kulturkreisen oder durch die Religion verboten. Doch manche Frauen sind während der Mensis leichter erregbar und haben viel Lust, weil der Unterleib und die Sexualorgane besser durchblutet sind. Wobei das Blut ja nicht unrein, sondern sauber ist und erst durch Bakterien beim Abfließen kontaminiert werden kann. Die Annahme, nicht schwanger werden zu können, befreit. Aber das stimmt nicht immer. Zumal, wenn ein unregelmäßiger Zyklus vorliegt. Also sorgen Sie, wenn Sie nicht schwanger werden wollen, für eine gute Verhütung, zum Beispiel mit einem Diaphragma (verhindert auch das Bluten), und für eine waschbare Unterlage, sonst sind Ihre Bettlaken und anderes später mit braunen Flecken übersät, die sich schlecht auswaschen lassen. Es sei denn, Sie wollen gleich nach dem Geschlechtsverkehr aufspringen, das Bett abziehen und das Laken in <u>kaltem</u> Wasser einweichen. Das ist nicht so cool, stört die Stimmung und die Entspannungsphase.

Manche Frauen lehnen Sex während der Regel ab, warum auch immer. Viele fühlen sich unsicher, auch der Partner will es nicht, Sie selbst fühlen sich unsauber oder haben Schmerzen (siehe Werbung für Tampons und Binden). Keiner soll etwas von der Mensis mitbekommen. Man ist

als Frau allzeit sauber und rein! Manche Frauen leiden sehr unter PMS oder unter Schmerzen während der Regel, und ihnen steht einfach nicht der Sinn nach Sex.
Da die Brust dem menstruellen Zyklus unterliegt, sind die Brüste bei manchen Frauen kurz vor der Regel sehr empfindlich. Sie werden größer, spannen, weil sie fester werden und können dann ebenfalls Schmerzen hervorrufen. Also nicht kneten, quetschen, kneifen, beißen und pressen beim Sex, sondern liebevolles Umfangen und Streicheln! Auch zu starkes Saugen kann zur unangenehmen Überreizung führen.
Während der Regel ist die Infektionsgefahr ein bisschen größer, also bitte auf gute Hygiene achten. Das betrifft auch die Blase. Trinken Sie vor dem Sex etwas mehr (keinen Alkohol) und gehen Sie danach auf die Toilette. So werden zumindest eventuell vorhandene Erreger aus der Harnröhre „entsorgt“. Es gibt einige gute Möglichkeiten in der Naturheilkunde, den Mensisproblemen zu entgehen. Erst einmal: Ein kleiner Orgi (Orgasmus) schadet nie. Ich hoffe, dass Sie Selbstbefriedigung praktizieren. Auch wenn Sie sich nicht vorstellen können, wenn Sie Mensis-Schmerzen haben, sich selbst zu befriedigen (beispielsweise in der warmen Badewanne oder Dusche), sollten Sie es mal versuchen. Danach entspannen sich die Muskeln und die Gebärmutter, das Blut kann besser abfließen, und damit können sich die Schmerzen und Krämpfe verringern. Natürlich hilft auch die gute alte Wärmflasche.

Männer trauen sich oft nicht, die Freundin während der Regel anzufassen. Wir lernen schon als Mädchen, dass man, wenn man seine Tage hat, keinen Sport machen muss. Gute Ausrede, wenn Frau keine Sportskanone ist. Manchen Frauen und Männer können damit auch die sexuellen Aktivitäten umgehen. Es geht ja nicht, dann muss man auch nicht!
Manche Menschen können auch kein Blut sehen, ekeln sich vor dem Mensisblut und dem Geruch. Nun muss man an diesen Tagen ja auch nicht unbedingt Oralsex praktizieren. Aber, wem es schmeckt ...

Mensis-Probleme

Yoga-Übung – Kobra

Legen Sie sich flach auf den Bauch, Beine und Arme parallel zum Körper ausgestreckt. Die Handflächen zeigen nach unten, die Fußrücken liegen auf dem Boden auf. Die Stirn berührt die Yogamatte.

Nun die Hände dicht neben dem Körper auf Höhe des Bauchnabels aufstützen. Arme anwinkeln. Bein- und Pomuskeln anspannen, Oberkörper leicht vom Boden anheben. Den Oberkörper mit den Armen weiter vom Boden wegdrücken, die Ellbogen bleiben dabei eng am Körper. Nun den Kopf leicht in den Nacken legen, der Blick geht nach oben. Etwa 15 Sekunden halten, dann lösen und noch dreimal wiederholen.

Kreuzbein-Massage (von jemandem machen lassen)

- auf den Bauch legen – die andere Person massiert mit seiner Hacke die Kreuzbeinregion
- auch als Shiatsu-Massage: Punkte im Kreuzbeinbereich drücken lassen

Akupressur des Punktes – Mp 6

- liegt an der Innenseite des Unterschenkels – etwa vier Finger breit über der Spitze des Knöchels – auch gut bei Beschwerden in den Wechseljahren

Bekleidung – bei Langeweile

Bringen Sie etwas Abwechslung in Ihren Kleiderschrank. Das muss nicht unbedingt teuer, sollte aber anders als die Alltagsgarderobe sein. Kaufen Sie sich doch einfach einmal spezielle Unterwäsche, in der Sie sich schön und erotisch finden. Es gibt für Männer auch Läden mit besonderer Unterbekleidung. Es muss ja nun nicht unbedingt der rosa Flamingo sein, aber mit ausgefallenen Farben, Schnitten, Stoffen kann man sich auch „unten herum" als Mann attraktiver machen und fühlen. Also nicht immer Schiesser-Feinripp in der gemütlichen Form, sondern greifen Sie ruhig zwischendurch zu etwas Besonderem. Überraschen Sie Ihren Partner/Ihre Partnerin oder besser noch, suchen Sie die Slips & Co. zusammen aus. Dann wissen Sie auch für die Zukunft, worauf Sie achten sollten, was Ihnen und dem Partner oder der Partnerin gefällt, was sie erotisch finden und können das Für und Wider miteinander besprechen.
Und ... liebe Frauen: einen Sport-BH tragen Sie lieber zum Joggen, ebenso die Funktionswäsche, aber nicht, wenn Sie sich ein erotisches Date vorstellen (kann man auch nicht so leicht ausziehen). Auch ausgeleierte Schlüpfer und vergraute Unterhemden sind nicht sehr sexy. Es kann, muss aber nicht immer Lack, Leder oder Latex sein. Ein toller Seiden- oder Spitzentanga, evtl. mit einem Loch im Schritt, kann sich sehr geschmeidig auf der Haut anfühlen und zu mehr einladen.

Bei Forschungen wurde festgestellt, dass Frauen, die rot tragen, attraktiv und anziehend wirken. Männer in roter Bekleidung wirken dagegen eher aggressiv. Bekleidung hat einen großen Einfluss auf Ihre Gefühle, besonders das Selbstwertgefühl und Selbstbewusstsein kann sich zum Positiven oder Negativen verändern. Die ersten Sekunden bei einem Date sind entscheidend, wie Sie von einem Menschen eingeschätzt werden. Machen Sie sich aber erst einmal für sich alleine schön, denn dann fühlen Sie sich wohler und sicherer und haben eine positivere Ausstrahlung. Damit steigt die Chance, einen passenden Partner zu finden.

Aber: Sie können noch so toll für und beim Sex aussehen – es nützt nichts, wenn Sie nichts spüren oder empfinden. Und: Wer tollen Sex haben möchte, sollte freundlich und liebevoll sein.

Übung:

Ziehen Sie Ihre von Ihnen besonders bevorzugte schöne und erotische Unterwäsche an. Dann normale Bekleidung darüber. So gehen Sie dann in die Öffentlichkeit. Spüren Sie, wie Sie sich fühlen – ob Sie es selbst erregend finden. Denken Sie dabei: „Wenn ihr alle wüsstet, was ich darunter trage." Beobachten Sie, wie Sie gehen, wie Ihre Haltung ist, wie andere auf Sie reagieren. Es müssen nicht immer der tiefe Ausschnitt, der mikrokurze Rock, die 15 cm hohen Schuhe sein, um eine erotische Ausstrahlung

zu erreichen – und auch nicht die Unterwäsche. Die persönliche Ausstrahlung ist das Wichtigste.
Es ist viel wichtiger, wie Sie sich in Ihrem Körper fühlen, ob Sie selbstbewusst, mit einem guten Selbstwertgefühl – sicher – durch die Gegend gehen. Das erlangt man natürlich nicht mit erotischer Unterwäsche, kann aber zu einem guten Gefühl für den Körper führen. Sie dürfen sich gerne schön fühlen (nicht gleich wieder denken: ... aber das und das ist schlecht oder nicht richtig, nicht attraktiv an mir ...) und Ihren Körper – mit was auch immer – schmücken, Vorzüge hervorheben und vermeintliche Unzulänglichkeiten überdecken! Machen Sie das Beste aus Ihrem Typ, finden Sie Ihre Eigen-Art und vergleichen Sie sich nicht mit Abbildungen in Zeitschriften, Reklame oder anderen Frauen. Jeder Mensch hat etwas Schönes. Finden Sie es bei sich und betonen Sie es. Es ist erlaubt, sich schön zu finden, auch mit 30 kg über dem Normalgewicht oder Handschmeichler an den Hüften – siehe Beth Ditto.

Und immer wieder: Reden Sie miteinander!!!

Spielzeug

Um das Liebesleben ein bisschen aufzupeppen, können Sie natürlich auch diverse „Spielzeuge“ mit einbeziehen. Der Haushalt gibt so einiges her, was interessant sein könnte. Wenn Sie die Penetration (das Eindringen in die Scheide) bevorzugen, schauen Sie einmal, welche Möglichkeiten Sie haben. Ob es die Gurke, der Griff des Schneebesens, die Deo-Flasche oder ähnliches ist – immer ein Kondom darüber ziehen, um die Infektions- oder Verletzungsgefahr zu verringern. Bei kurzen Gegenständen immer zuknoten, damit das Entfernen keine Probleme macht und das Spielzeug nicht zu tief in die Scheide rutscht oder gedrückt wird. Um gute Empfindungen zu erreichen, brauchen Sie nur die Stimulierung des vorderen Scheidenbereichs (etwa 5 cm), denn dort sitzen die meisten zu stimulierenden Nerven. Sollten Sie daran interessiert sein, die Klitoris (Kitzler) zu stimulieren, können eine elektrische Zahnbürste oder der Duschschlauch ohne Brause gute Dienste erweisen. Gehen Sie zu einem Geschäft (Sex-Shop) oder ins Internet und suchen Sie sich einen oder mehrere für Ihre Vorstellungen und Wünsche geeigneten elektrischen „Hausfreund“ aus. Sie werden dort meist gut beraten und die Auswahl ist groß. Bestellungen im Internet sind anonym, falls Sie sich nicht trauen. Der Postbote weiß sowieso, wenn neutrale Umschläge und Pakete, wie früher mal, aus Flensburg kommen.

Sollten Sie eine gute Freundin und Vertraute haben, können Sie sich miteinander beraten oder eine Toy-Party organisieren. Auch wenn zur Zeit der Trend zu Handschellen und Lederpeitsche geht – wenn Sie sich nicht ausgeliefert fühlen mögen und auch Schmerz nicht stimulierend finden, lassen Sie es einfach. Man muss nicht alles machen, was man kann. Machen Sie nicht alles mit, nur, weil es gerade in ist oder darüber geschrieben wird. Sollten Sie aber Lust auf SM und Bondage haben, können Sie sich von Fachfrauen beraten lassen, einen Kurs dazu besuchen und dabei darauf achten, ob Ihnen diese sexuelle Stimulierung zusagt. Immer ein „Stop-Code-Wort" vereinbaren! Sie sollten es sowieso nur praktizieren, wenn Sie sich mit Ihrem Partner sicher fühlen, Sie dieselben Wünsche haben und sich absolut vertrauen, dass ein Halt/Stop auch zur Beendigung der Aktivität führt.
Machen Sie es nicht als Liebesbeweis, weil es der Partner von Ihnen erwartet oder verlangt. Kein Mensch sollte sich zu sexuellen Aktivitäten zwingen, die er/sie nicht mag. Sagen Sie selbstbewusst nein – so können Sie zu anderen Dingen auch ja sagen.
Und bedenken sie: Zu viel Harmonie vertreibt den Sex. Bleiben Sie für Ihr gegenüber interessant und spannend. Machen Sie auch mal etwas alleine und erzählen Sie sich dann das, was Sie erlebt haben. Hocken Sie nicht immer zusammen, kleben und krallen Sie sich nicht aneinander fest. Sie müssen auch nicht immer einer Meinung sein, brauchen sich dann aber auch nicht zu streiten.

Übung:
Lesen Sie zusammen, eventuell mit vertauschten Rollen, ein erotisch stimulierendes Buch. Das kostet manchmal ein bisschen Überwindung, kann aber sexuell sehr stimulierend sein, oder auch einfach lustig und spaßig. Lassen Sie sich von den Texten anregen, lassen Sie im Kopf entsprechende Bilder entstehen und dann schauen Sie, was mit Ihnen geschieht. Wie Sie sich fühlen, was Sie und ob Sie es anregend finden. Genießen Sie (auch allein) die stimulierende Wirkung auf sich und den Partner, und dann mal los ...

Rollenspiele (Begegnungen):
Einige Vorschläge

Wenn beide Partner ein bisschen mehr Abwechslung in ihr Liebesleben bringen wollen, überlegen Sie sich eine Situation, die nicht dem Alltag entspricht.

1. Übung

- Verabreden Sie sich an einem Ihnen nicht so bekannten Ort. Treffen Sie sich dort und verhalten Sie sich so, als würden Sie sich nicht kennen. Betrachten Sie sich neu. Beginnen Sie ein erst einmal neutrales Gespräch. Sie können sich über Ihren realen Alltag unterhalten. Was würden Sie einem Fremden von sich erzählen? Versuchen Sie, sich Dinge zu sagen, sich so zu verhalten, wie Ihr Gegenüber es nicht von Ihnen vermutet. Schlüpfen Sie in eine Rolle, die Sie gerne einmal leben möchten. Kommen Sie sich näher usw.

- Verabreden Sie sich als „Fremde“ miteinander, aber einzeln, um ins Kino zu gehen. Suchen Sie kein Drama oder Actionfilm aus, sondern etwas Lustiges oder Erotisches. Sie sitzen nun „zufällig“ als „Fremde“ nebeneinander (Karten vorher bestellen). Ziehen Sie sich locker an – ob Mann, ob Frau – nicht die engste Jeans. Wenn Sie wollen, können Sie auch eine Tasche der Hose innen auftrennen. Naja, wozu wohl! Schauen Sie dann gemeinsam den Film. Die Knie kommen sich näher. Oberschenkel drücken gegeneinander, die Hände machen sich auf die Suche nach ... der anderen Hand. Passen Sie aber auf, dass andere Kinobesucher nicht gestört werden, dass niemand Ihre Handspiele bemerkt und sich belästigt fühlen könnte, Sie keine Erregung öffentlichen Ärgernisses werden.

- Verabreden Sie sich an einem bestimmten Ort – wieder als „Fremde“. Vorher verkleiden Sie sich – Perücke usw. Verändern Sie Ihr Aussehen, sodass Sie sich gegenseitig kaum wiedererkennen können. Spielen Sie das Spiel des Kennenlernens und der erotischen Konversation. Bringt oft viel Spaß, Lachen, kann aber auch unangenehm werden, wenn Sie von echten Freunden angesprochen werden, die zufällig des Weges kommen. Wenn Sie irgendetwas stört, sagen Sie es sofort und brechen Sie die Rollenspiele ab. Natürlich auch, wenn Sie keine Lust mehr dazu haben, Sie sich lächerlich finden oder das Rollenspiel in eine Richtung abdriftet, die Sie nicht mögen. Sie tun nur das, wozu Sie Lust haben und was Spaß, Freude und sexuelle Lust fördert, ohne die andere Person einzuschränken oder über deren und die eigenen Grenzen zu latschen!

2. Übung (Abwandlung)

- Fahren Sie in einem Zug. Ihr Partner steigt dazu (oder gleichzeitig in einem anderen Zugbereich). Suchen Sie sich und fragen Sie: „Ist dieser Platz noch frei?" Setzen Sie sich gegenüber, betrachten Sie sich. Beginnen Sie ein Gespräch. Freunden Sie sich miteinander an und steigen Sie am selben Ort aus. Gehen Sie dort beispielsweise spazieren – Sie wollen „zufällig" ins selbe Geschäft, Ausstellung o.ä. Verhalten Sie sich nach wie vor wie „Fremde". Gehen Sie essen oder zusammen bummeln. Auf der Rückfahrt „kennen" Sie sich schon etwas besser. Die Gespräche können eventuell etwas erotischer werden – und entscheiden Sie dann: Gehen wir zu mir oder zu dir? Der Ausflug sollte allerdings nicht zu anstrengend werden, sonst haben Sie keine Energie mehr für das „Danach".

Rollenspiele können Sie sich gemeinsam ausdenken, in vielen Variationen durchspielen und das, was Ihnen gut gefällt, gerne auch wiederholen. Nichts muss – aber vieles darf und kann sein. Wichtig ist, dass Sie es gemeinsam planen und Ihre Fantasien mit Spaß einsetzen. Meistens ist es aber so, dass in der Fantasie alles viel toller und reizvoller ist, als deren Verwirklichung. Viele Menschen benutzen bei der Selbstbefriedigung ihre erotischen Fantasien. Männer stellen sich oft heißen Sex vor, Frauen oft mehr romantische Träumereien oder Szenarien: Jedem Tierchen sein Pläsierchen.
Apropos Fantasie: Sexuelle Fantasien sind oft Wünsche, die im Kopf entstehen und stattfinden. Sie müssen nicht, können aber ausgelebt werden.
Sie wissen, dass unser Gehirn das wichtigste „Sexualorgan“ ist. Benutzen Sie Ihren Kopf, stellen Sie sich Situationen vor, die Sie erotisch finden und die Sie anturnen. Teilen Sie mit Ihrem Partner/Ihrer Partnerin die Fantasien – reden Sie darüber. Aber sprechen Sie nicht alles aus. Behalten Sie die Dinge zurück, die Ihnen unangenehm oder peinlich sein könnten, die Ihrem Partner gegenüber verletzend sind oder den Kripobeamten auf Ihre Spur bringt. Schützen Sie Ihre intimen Gedanken vor Unverständnis, vor dem Lächerlich gemacht werden. Manche Fantasien sind nicht dafür geeignet, sie einem anderen Menschen preis zu geben.

Beispiel:
Sie haben Sex mit Ihrem jeweiligen Partner und denken dabei an den oder die Ex, einen tollen Schauspieler oder Schauspielerin, eine Prostituierte, ein Tier, einen Elternteil usw. Behalten Sie solche Fantasien für sich. Es ist okay, wenn Sie sich dadurch stimuliert fühlen, aber es kann sehr verletzend für die Partnerschaft sein und Sie in große Schwierigkeiten bringen, wenn Sie darüber reden. Manches kann und sollte man nicht aussprechen oder ausleben.
Natürlich können Sie Ihren Partner auch einmal überraschen, wenn Sie wissen, worauf er/sie steht, beispielsweise die nackte Abendbegrüßung an der geschlossenen Haustür. Vielleicht buchen Sie, wenn es ins Budget passt, ein romantisches Hotel. Es kann ruhig in der Nähe sein. Verbringen Sie doch einfach einmal ein ganzes Wochenende, das nur Ihrer Sexualität gewidmet ist. Sorgen Sie (womit auch immer) für eine erotische Stimmung. Essen Sie besondere Speisen und gehen Sie zum Tanzen, auch wenn Sie zwei linke Füße haben. Es gibt ja den sogenannten Stehtanz. Beim Tanzen kommen Sie sich ganz nah, spüren den Körper des anderen, bewegen sich im gleichen Rhythmus, hören wunderbare Musik, riechen sich und schauen sich vielleicht intensiv (wenn möglich) in die Augen. Schaffen Sie Nähe, legen Sie Ihre Hände umeinander – skin to skin – und halten Sie sich – fest. Seien Sie entspannt, aufmerksam für sich und Ihr Gegenüber. Begegnen Sie sich als Liebende, als sexuell aufregende Per-

son. Spüren Sie die eigenen Empfindungen und spüren Sie den Partner/die Partnerin. Geben Sie sich ganz den Gefühlen der Lust hin und genießen Sie es.
Das alles können Sie (auch zu Hause), müssen Sie aber nicht tun. Lassen Sie Ihre Fantasie spielen. Eine andere Möglichkeit wäre, mehr Erotik und Aufmerksamkeit in den Alltag zu bringen. Die morgendliche Verabschiedung kann eine liebevolle Umarmung sein. Im mitgenommenen Lunch-Paket könnte eine kleine Aufmerksamkeit an den Partner erinnern, wie auch ein Zettel in der Jackentasche mit einem Kussmund. Beim Nachhausekommen nicht nur kurz „hallo" sagen, sondern den Partner liebevoll empfangen, sich in den Arm nehmen und küssen. Nicht als Signal, ich will heute Sex, sondern „Schatz, ich bin wieder da – bei Dir – und das sehr gerne".
Es können auch kleine Geschenke sein, die Sie überraschend machen. Wenn aber der Blumenstrauß am Freitag zum Ritual wird (was ja auch schön sein kann) und auch noch geklaut aus Nachbars Garten, drückt das nicht unbedingt Wertschätzung aus. Kann ebenfalls als eine Beschwichtigung, Entschuldigung für ansonsten wenig Aufmerksamkeit sein oder als Aufforderung verstanden werden, dass dafür nun Sex erwartet wird.

Single

Autosexualität/Selbstbefriedigung

Frühere Annahmen, dass die Selbstbefriedigung zur Schwindsucht, Sehstörungen, Verdauungsstörungen, Impotenz und Wahnsinn führen könnten, sind schon lange widerlegt. Nichtsdestotrotz werden solche Aussagen manchmal noch als Angst machende „Erziehungsmaßnahmen" angewandt.

Wenn Sie alleine und ohne Partnerschaft leben, müssen Sie nicht Trübsal blasen. Viele Menschen erleben Zeiten, in denen kein Sexualpartner vorhanden ist. Ob als junge Heranwachsende oder durch berufliche Situationen, ob durch Krankheit und Schmerzen oder persönliche Lebensgestaltung (Nonne) - auch, wenn man alleine ist, kann man sich selbst Lust bereiten. Sie haben schließlich und hoffentlich zwei geschickte und gesunde Hände. Natürlich fühlt es sich anders an. Es ist schon ein Unterschied, ob man von einem anderen Menschen gestreichelt wird oder zu sich selbst zärtlich ist. Es ist nicht schlechter, aber einfach anders. Außerdem wissen die meisten Menschen oft insgeheim, was ihnen am meisten, besten, schnellsten Lust oder einen Orgasmus verschafft. Erkunden Sie sich. Benutzen Sie Ihre Fantasie. Auch Spiegel und Taschenlampen eignen sich, um auf Entdeckungsreise zu gehen. Alles, was Ihnen Spaß macht, können Sie „sich gut tun".

Es hat den Vorteil, dass Sie selbst Ihre Sexualität ganz autonom leben können. Sie können den Zeitpunkt bestimmen, die Dauer Ihres ureigenen Liebesspiels und Ihre Fantasie benutzen. Sie werden nicht abgelenkt durch eine andere Person, deren Verhalten und Wünsche. Es ist die beste Möglichkeit, die eigenen sexuellen Reaktionen zu erforschen. Sie können alles ausprobieren, ohne Tabu oder Kontrolle, ohne Scham oder Zuschauer, ohne Leistungsdruck oder Ablehnung. Es muss nicht „richtig" sein, sondern sich gut anfühlen. Selbstbefriedigung ist eine sehr intime, persönliche Erfahrung. Sie ist nicht schmutzig, sündhaft, beschämend oder krankmachend. Im Gegenteil, sie ist eine Möglichkeit, orgastische Entspannung zu erreichen, und zwar jederzeit. Je mehr Orgasmen Sie sich verschaffen, umso besser die Durchblutung und auch oft stärker und intensiver das Gefühl. Je mehr Sie „trainieren" und Ihren Muskeltonus stärken, umso gesünder und aktiver werden Ihre körperlichen Systeme.

Selbstbefriedigung ist eine Lust, die schnell zu haben ist. Sexuelle Wünsche kann man sich bis zu einem gewissen Grad selbst erfüllen, ohne dafür etwas zu geben oder sich auf einen anderen Menschen einlassen zu müssen. So kann es dazu kommen, dass Selbstbefriedigung dem partnerschaftlichen Sex vorgezogen wird, weil man sich nicht mehr anstrengen muss.

Selbstbefriedigung kann auch zu einer „Fixierung" führen. Diese Menschen sind dann so auf ihre eigene sexuelle Aktivität „trainiert", dass ein „normaler" Geschlechtsverkehr nicht mehr vollzogen wird oder werden kann!
Liebe Männer: Seien Sie vorsichtig mit den verschiedenen Öffnungen, in die Sie eventuell Ihr bestes Stück hineinstecken wollen. Weder die elektrische Melkmaschine noch das Staubsauerrohr sind dazu geeignet. Der Penis ist ein sehr empfindsamer und verletzlicher Körperteil. Wenn Sie lange eine gute Zusammenarbeit mit ihm erleben wollen, sollten Sie andere Möglichkeiten der Selbstbefriedigung vorziehen.
Viele Männer wissen nicht, dass es zwei Arten der Erektion geben kann. Die triebhafte und geile Erektion ergibt einen schnellen Orgasmus mit anschließender Entspannung und Müdigkeit. Die andere Form der Erektion stellt sich bei einem sehr entspannten Zustand ein, mit innigen, zärtlichen und sanften Berührungen. Die Erektion ist oft nicht so stark, der Penis nicht so hart. Wenn dann der Samenerguss und der Orgasmus vermieden werden, endet die Aktivität und das anschließende Wohlbefinden stärkt und nährt Körper und Seele.

Geschichte:

Frau, Anfang 40, hat einen sehr guten Beruf, verdient gut, sieht gut aus und kleidet sich elegant. Sie genießt ihr Leben, hat Hobbys, geht gerne zu Konzerten, ins Kino oder Theater. Sie fährt ein schönes Auto und geht gerne auf Reisen. Sie hat keine Beziehung und hatte auch noch nie Sex mit einem anderen Menschen. Alle Welt denkt, mit ihr kann doch etwas nicht stimmen. Ihr muss doch etwas fehlen. Tut es aber nicht. Ihr geht es gut, auch wenn sie sich nicht der Norm entsprechend verhält oder lebt. Sie ist weder zu bemitleiden noch zu kritisieren. Jeder hat das Recht, sein Leben nach den eigenen Bedürfnissen zu leben. Sie ist unabhängig und genügt sich selbst. Und es hat auch jeder Mensch das Recht, die Ursachen oder Gründe für das eigene Verhalten zu verbergen oder unberücksichtigt zu lassen.

Sie können sich ganz und gar auf die eigene Lust konzentrieren, jederzeit und wie Sie es wollen, mit und ohne den elektrischen Freund oder anderen Spielsachen. Sie können Dinge ausprobieren, die Sie mit einem Partner vielleicht nicht machen würden. Trauen Sie sich und gehen Sie liebevoll mit sich um. Lassen Sie sich Zeit zum Genießen, zum Spüren Ihres Körpers, Empfinden der Gefühle. Beziehen Sie den ganzen Körper mit ein. Füße sind neben anderen Körperregionen eine sehr erogene Zone. Außerdem gibt es auch die Möglichkeit, sich kurzfristig Sex-Partner zu suchen. Der One-Night-Stand kann ebenso befriedigend sein, wie der Quickie im Firmenarchiv oder im Heizungskeller. Schaffen Sie sich sichere Situationen, um sexuelle Kurzkontakte auszuleben, aber bitteschön immer mit Kondom. Schützen Sie sich, wenn Sie einen Ihnen fremden Sexpartner zu sich einladen. Sagen Sie jemandem Bescheid, was Sie vorhaben und melden Sie sich danach bei der entsprechenden Person. Seien Sie nicht leichtsinnig oder gutgläubig.

Impotenz – Erektile Dysfunktion

Impotenz kann viele Ursachen haben, und als Frau kann man kaum nachfühlen, wie es einem Mann geht, der seine „Männlichkeit" verliert. Man muss sich auf die Aussagen von Männern und Experten verlassen. Die Potenz des Mannes (auch der Frau) ist sehr störauffällig und betrifft immer die ganze Person. Wie schon gesagt: An jedem Schwanz hängt auch ein Mann.

Zum Beispiel ein junger Mann, der zum ersten Mal Geschlechtsverkehr haben möchte, Angst, Aufregung, ob er auch den Eingang findet, alles „richtig macht", können die Erektion hemmen oder auch zum vorzeitigen Samenerguss führen. Das kann dann die weitere Sexualität beinträchtigen und noch mehr Ängste vor Misserfolg hervorrufen. Wenn sich solche Situationen wiederholen, kann es zur kompletten „Niederlage" führen. Selbstzweifel entstehen – man traut sich nichts mehr zu. Das Selbstwert-

gefühl schwindet, die Lebensqualität, Lebenslust verringert sich, auch der Antrieb für Aktivitäten anderer Art kann wenig Energie aufgebracht werden. Es kann zu einem vernichtenden Kreislauf aus Selbstzweifel und Identitätsverlust kommen.
Jugendliche haben oft Angst vor dem ersten Geschlechtsverkehr, vor vorzeitigem Samenerguss, und es kann sich eine Kette von Misserfolgen aus dem Erektionsverlust ergeben.
Fast jeder fünfte Mann erlebt im Laufe seines Lebens eine erektile Dysfunktion. Der Kopf will, aber der Körper kann nicht. Sexuelle Bedürfnisse haben kein Verfallsdatum. Die Potenz wird oft gleichgesetzt mit Männlichkeit, ganzer Kerl sein, ich bring's immer. Des Mannes Körper/Geist/Seele leiden (bei Impotenz) – und mit ihm oft die Frau oder der Partner. Impotenz schwächt das Selbstvertrauen, macht Angst, kein ganzer Mann mehr zu sein, steigert die Angst, zu versagen, verstärkt Minderwertigkeitsgefühle, Selbstunsicherheit.

Impotenz kann viele Ursachen haben, beispielsweise Unwissenheit, Unkenntnis, Angst, Penismissbildung, Hormone, Erschöpfung, Depression, Tabletten, Sorgen, Ärger, Allgemeinerkrankungen, sexueller Leistungsdruck und ähnliches, Abneigung gegen den Partner, Angst vor Ansteckung. Auch die Angst vor einer möglichen Schwangerschaft oder eine unbewusste innere Abwehr gegen Sexualität – ist verboten, ist schmutzig, oder eine nicht eingestandene Homosexualität – können solch eine Störung hervorrufen. Alkohol und Drogen kommen ebenfalls als Ursachen einer erektilen Dysfunktion infrage. Impotenz kann außerdem ein frühes Zeichen von Diabetes oder Durchblutungsstörungen (Herz) sein. Also immer abklären lassen.

Alkohol treibt das Verlangen und stört das Erlangen.

Übung:
Diese Übung eignet sich für Frauen und Männer, auch als Partnerübung geeignet.

Feueratmung:
Wenn man zu viel sexuelle Energie verspürt, wünscht man sich eine Druckentlastung. Sie können die sexuelle Erregung bis kurz vor den Höhepunkt steigern. Dann beenden oder stoppen Sie die Reizung und erspüren, wie sich die ganze Energie im Körper verteilt. Verknüpfen Sie die Übung mit einigen tiefen Atemzügen und mit einem stoßartigen Ausatmen. Wiederholen Sie das Ganze mehrmals, ohne zum Orgasmus zu kommen. Danach stellt sich meist ein gutes Körper- und Lebensgefühl ein. Die sexuelle Lust geht ohne Müdigkeit, Schlappheit in eine Lebenslust und Lebensenergie über, die Sie zur Bewältigung Ihres Alltags einsetzen können. Habe ich mir von einem sehr erfahrenen Mann sagen lassen.

Weibliche Ejakulation

Manche Frauen sondern bei der Sexualität und beim Orgasmus viel Flüssigkeit ab, die teilweise richtig rausspritzen kann. Dieses Sekret wird in den „Skene-Drüsen“ produziert und sollte nicht mit Urin, auch wenn es aus der Harnröhre austritt, verwechselt werden. Viele Frauen schämen sich, weil sie sozusagen ejakulieren. Das Drüsengewebe, aus dem die Flüssigkeit stammt, liegt im Körper der Frau an der Harnröhrenaußenwand (der Vorderwand der Scheide – der angebliche oder sogenannte G-Punkt) und ist ähnlich aufgebaut wie die Prostatagewebe des Mannes, nur kleiner. Dieses Gewebe ist vermehrt durchblutet und hat angeblich eine schwellkörperartige Struktur. Fühlbar, wenn überhaupt, etwa 5 cm in der Scheide und besonders empfindlich. Wird das Gewebe stimuliert, haben Frauen oft das Gefühl des Harndrangs, was bei starker Stimulierung auch unangenehm sein kann. Fühlt oder findet man es nicht: Macht nichts – die Lust ist davon nicht abhängig. Gehen Sie jetzt nicht verzweifelt auf die Suche oder nötigen Sie Ihren Partner dazu, diesen Punkt, wenn es ihn gibt, zu finden.

Brust

Die weiblichen Brüste mit Brustdrüsen sind Gebilde der Haut und stehen bei der Frau in enger funktioneller Beziehung zu den Geschlechtsorganen. Sie sind keine Geschlechtsorgane, sondern Geschlechtsmerkmale. Mit Beginn der Pubertät entwickeln sie sich unter dem Einfluss der Hormone. Die kindliche oder jungfräuliche Brust besteht fast nur aus den schon angelegten Ausführungsgängen der Milchdrüsen und Bindegewebe. Nach und nach formt sich dann die Brust, Fettgewebe wird aufgebaut, und sie liegt frei verschiebbar auf dem großen Brustmuskel. Ungefähr auf der Brustmitte erhebt sich die Brustwarze aus dem dunkleren, pigmentierten Warzenhof, der kleine Schweiß- und Talgdrüsen enthält. Die Brustwarzen sind auch dunkler gefärbt, enthalten kleine Muskelfasern, wodurch die Aufrichtung der Brustwarze möglich wird. Bei manchen Frauen wachsen um den Warzenhof auch Haare. Lassen Sie sie einfach wachsen. Sie tun Ihnen nichts. Es ist einfach eine Laune der Natur und der Hormone.

Manche Frauen haben ein zwiespältiges Verhältnis zu ihren Brüsten. Bemerkungen während der Pubertät, unangenehme Erfahrungen, zweifelhafte Schönheitsideale können dazu geführt haben. Die Brust ist ja ein sichtbares (geliebt oder ungeliebtes) weibliches Merkmal des Frau-Seins. Fast immer ist es die Optik, die die Frauen beschäftigt. Ist die Brust zu klein, zu groß, verschieden groß, die Brustwarze zu klein oder fällt der Bleistifttest negativ aus! Irgendein Makel lässt sich immer finden, der behoben werden sollte, im Zweifelsfall mit dem Messer. Wir haben als Frauen gelernt, und auch die Männer, dass die Brüste als sehr erotisches Signal wirken, kaum zu verbergen sind und bei vielen Menschen als Beurteilungskriterium für Frauen mit einbezogen werden. Brüste haben direkte Verbindung zu den Geschlechtsorganen und damit zur Erregung. Schade, dass man Frauen oft nur auf diesen Körperteil reduziert, weil sie die sexuelle Erregung anheizen können – Holz vor der Hütte.

Natürlich ist die Brust etwas Wunderbares. Zum Beispiel als Milch produzierendes Organ, aber auch als erotisch sensibler Körperteil, den wir mit seiner Weichheit, Empfindsamkeit besonders achtsam und sorgsam behandeln sollten, genauso achtsam wie zum Beispiel das Gesicht, die Augen und die Hände.
Überprüfen Sie einmal Ihre Beziehung zu Ihren Brüsten. Nehmen Sie Kontakt mit ihnen auf. Erinnern Sie sich daran, wie angenehm weich sie sich anfühlen. Sie sind meist der erste Hautkontakt zwischen Mutter und Kind, sorgen für die erste Nahrung, schenken Geborgenheit und Sicherheit, fördern damit Wachstum und Gedeihen, eine wichtige Quelle für die Energie von Körper, Geist und Seele. Bringen Sie sich selbst wieder mit dieser lebenspendenden Energie in Kontakt.

Übung:

Brustmassage – Alleine oder vom Partner/von der Partnerin

Nehmen Sie gutes Massageöl (Rezept im Anhang) und seien Sie sanft, zärtlich und aufmerksam:

- Streichen und massieren Sie leicht in kreisförmigen Bewegungen jede Brust einzeln
- Streichen Sie vom Bauchnabel nach oben und außen bis zu den Schultern und zum Kopf
- Streichen Sie von außen nach innen und nach oben zum Hals hin
- Stärkerer Druck – belebend energetisierend
- Leichter Druck – beruhigend/entspannend
- Massieren Sie so lange, wie Sie es als angenehm empfinden oder bis Sie eventuell im Körper auch eine sexuelle Reaktion wahrnehmen
- Abschluss: Streichen und massieren Sie bis nach unten zum Bauch – dort sammelt sich die Energie, die Sie dann für alles Mögliche oder auch zur sexuellen Betätigung verwenden können

Ob kleine Brust, ob große Brust – beide schenken große Lust.

Hygiene

Sie müssen nicht „klinisch getestet“ sein, wenn Sie sich sexuell betätigen wollen, aber auf einige Dinge sollten Sie achten. Penis und Klitoris haben beide eine Vorhaut. Darunter kann sich eine weiß-gelbliche Masse bilden, das Smegma. Diese sollten Sie möglichst oft entfernen, da es einen unangenehmen Geruch ergeben kann, und man annimmt, dass Smegma auch Krebs hervorrufen kann. Außerdem bei allem Spielzeug darauf achten, es vor und nach dem Benutzen gut zu reinigen, oder wenn möglich, ein Kondom darüber zu ziehen. Machen Sie keine Intimküsse, wenn Sie gerade eine Zahnfleischentzündung oder Angina oder ähnliches haben. Bakterien leben auf uns und werden durch den Speichel beim Küssen weitergegeben. Bei Analsex sollten Sie anschließend nicht – mit was auch immer – in die Scheide eindringen. Auch wenn Sie Petting betreiben, achten Sie darauf, dass es nicht zur Übertragung von Darmbakterien in der Scheide kommt. Es kann dadurch zu Entzündungen kommen. Da die Harnröhre der Frau sehr viel kürzer als die des Mannes ist, können ebenfalls durch den Geschlechtsverkehr Infektionen und Entzündungen in der Blase entstehen. Dies nennt sich dann Honeymoon-Zystitis (Blasenreizung bei häufigem Geschlechtsverkehr in kurzer Zeit).

Und bitte – achten Sie auf Ihre Finger- und Fußnägel. Sie können, wenn sie zu lang, zu spitz sind, Schmerzen beim Sex verursachen. Schwarze Ränder, ungepflegte Füße, Fuß- und Nagelpilz wirken nicht erotisch und können ansteckend sein. Auch ein Zweitagebart scheuert die Haut auf und macht wund. Wen wundert's dann, wenn die Lust schwindet.

Mit den Gerüchen ist es auch so eine Sache. Manche Düfte können sehr verführerisch sein, aber abgestandener Schweiß – „Iltisgeruch" – fördert bei den meisten Menschen nicht die Lust, ebenso wenig, wie wenn die Klamotten nach Kellermuff oder Mottenkugeln riechen. Da der Geruchssinn sehr direkt mit dem Gehirn verbunden ist, können dadurch sehr schnell positive oder negative Gefühle hervorgerufen werden. Sie sollten sich, wenn sie sich sexuell betätigen wollen, auch riechen können. Man muss sich ja nicht gleich mit diversen Duftstoffen überschütten. Ein sauberer, frischer Geruch ist den meisten Menschen angenehm. Erotisierend sollen die ätherischen Öle von Ylang-Ylang, Jasmin und Rose wirken.

Ob Sie nun vorher oder hinterher duschen, ist „Geschmacks- und Geruchssache". Es geht nicht um eine übertriebene Reinlichkeit, sondern nur darum, Infekte zu vermeiden. Es gibt natürlich auch Menschen, die bestimmte Gerüche oder Ausdünstungen erregend finden. Das ist ja okay, es geht bei der Hygiene nur darum, sich gesund zu erhalten. Wenn Sie sich aber nach dem Sex irgendwie beschmutzt fühlen sollten, überdenken Sie Ihre Vorstellungen zur Körperlichkeit und zu Ihrer sexuellen Einstellung, denn dieses Gefühl hat oft tiefliegende Ursachen. Holen Sie sich Hilfe, wenn es Sie stört und Sie den Sex nicht lustvoll genießen können.

Verhütung

Liebe Frauen: Passen Sie auf sich auf, wenn Sie nicht schwanger werden und keine Infektionen bekommen wollen – sie tragen für sich selbst die Verantwortung.

Liebe Männer: Passen Sie auf sich auf, wenn Sie nicht ungewollt Vater werden und keine Infektionen bekommen wollen – sie tragen für sich selbst die Verantwortung.

Liebe Beide: Jeder ist für die Verhütung verantwortlich. Also sollten Sie zusammen dafür sorgen, dass keine ungewollte Schwangerschaft entsteht. Und – in diesem Fall – verlassen Sie sich nur auf sich und informieren Sie sich genau!

Sprache

Wenn wir unsere Gefühle in Worte fassen wollen, geht das oft nur als Vergleich. Es ist wie ..., fühlt sich an wie .... Aber der Körper, die Augen, die Hände können sprechen – Körpersprache. Viele Menschen empfinden Scham, über das Private/Intime zu reden. Sie merken ganz genau anhand der Körpersprache, ob Ihr sexuelles Gegenüber ganz bei Ihnen ist – Liebe gemacht wird – oder ob es sich um eine kurzzeitige Triebbefriedigung handelt. Wenn wir aber miteinander über Sexualität sprechen, wird es schwierig. Es wird zwar insgesamt/allgemein viel über Sex geredet, aber wenig über die eigene Sexualität. Welche Wörter können wir wo, wann, wie benutzen? Benutzen wir die wissenschaftlichen Ausdrücke wie Penis, Vagina, Koitus? Oder die medizinische oder Fäkalsprache? Sprechen wir die kalte, „anständige Rationalsprache" oder benutzen wir dreckige Wörter? Viele enthalten einen negativen Beigeschmack. Frauen fühlen sich oft gedemütigt und erniedrigt, wenn sie als Fotze, Loch, Torte, geile Alte, Pussi usw. bezeichnet werden (es sind Männerwörter)!
Wenn Sie sich sexuell betätigen, mag ein „dirty talk" auch erregend sein, aber seien Sie sich klar darüber, dass es in einem Partnergespräch zu Schwierigkeiten kommen kann, wenn solche Wörter benutzt werden. Zum Beispiel: Schamlippen – ich schäme mich nicht meiner Schamlippen. Charmlippen wäre doch eine nette Bezeichnung,

sie können sehr charmant und vorwitzig zwischen den großen Charmlippen hervorgucken. Klitoris – Perle der Lust. Penis – Lustbringer. Es sind nur Beispiele, finden Sie für sich andere Ausdrücke, die beiden gefallen. Bringt Spaß, und kann sehr lustig und auch anregend sein.

Ja, und dann gibt es ja auch noch die reine, unschuldige Jungfrau. Maria war die Jungfrau von der unbefleckten Empfängnis. Wäre sie „befleckt", hätte Sex gehabt, wäre sie ja schmutzig geworden. Eine Jungfrau ist unschuldig, das heißt ohne Schuld. Wenn sie sich nun aber vor der Ehe hingibt, lädt sie Schuld auf sich, lebt in Sünde. Man muss dann einem männlichen Priester beichten und Buße tun – Strafe für die Lust.
Ledige, schwangere Frauen galten noch vor nicht allzu langer Zeit als Schande. Frau wurde gesagt: „Mach uns keine Schande, komm ja nicht mit einem unehelichen Kind nach Hause." Ledige Mütter mussten ja wohl Sex gehabt und ihre Jungfräulichkeit verloren haben. Durch den Verlust des „Jungfernhäutchens", des Hymens, haben sie als Frau an Wert verloren, was auch heute noch in manchen Kulturen die plastischen Chirurgen reich macht. Die Frauen leiden oft an Körper, Geist und Seele, und eine lustvolle Sexualität hat keinen Wert. Und noch eines – „des Mannes bestes Stück"! Wenn wir nur das am Mann mögen und lieben, und er selbst auch, was ist dann mit dem Rest? Ein Schwein – ohne den Mann damit zu gleichen – hat auch nicht nur das Filet, sondern noch andere

leckere Teile zu bieten. Auch ohne Filet können wir genießen, satt werden und zufrieden sein.
Sicherlich finden Sie noch andere Beispiele, wo die Sprache uns etwas verdeutlichen kann. Unsere Sprichwörter sind oft sehr exakt in ihren Aussagen.

Das haarige Thema

Es ist ja noch zu verstehen, dass die Achselhaare aus hygienischen und dufttechnischen Gründen, besonders wenn es ein stark wucherndes Nestchen ist, entfernt oder die Augenbrauen in Form gezupft werden. Auch Haare in Nase und Ohr sind oft lästig. Aber mal ehrlich: Wieso stören die Haare an den Beinen? Warum stören sie uns so viel mehr als eine stoppelige und kratzige Hautoberfläche oder der berühmte Dreitagebart? Das Gleiche gilt für die rasierte Männerbrust. Werden die Haare nicht mindestens einmal täglich entfernt oder öfter gewachst – auaaah –, fühlt die streichelnde Hand nicht nur weiche Haut, sondern eben auch Stoppeln. Und dann die Intimfrisuren. Nun ja, die Mode unterliegt dem ständigen Wandel. Mich wundert es (oder ich kenne sie nicht), dass es noch keine Haarspangen, Haarclips und Schleifchen für die Schamhaare gibt. Wäre ja mal eine Erfindung wert, oder? Es geht ja noch an, wenn es um ein bisschen Formregelung geht, falls die Bikinihose etwas knapp sitzt. Aber

was denkt man, wenn die ganze „unästhetische“ Behaarung entfernt wurde?
Eine nackte Geschlechtsregion, die aussieht, wie bei einem kleinen Mädchen, nur etwas größer. Typisch weibliche Schambehaarung ist ein Geschlechtsmerkmal, das eine erwachsene und zur Sexualität, zur Fortpflanzung fähige Frau anzeigt. Ein nacktes Geschlechtsteil entblößt die Frau, macht sie jünger und kleiner, wie es bei kleinen Mädchen anzusehen ist. Man sollte sich doch einmal Gedanken darüber machen, wieso man so etwas schön findet. Das Argument Hygiene gilt für mich in diesem Fall nicht. Es gibt schließlich Wasser und Seife.

Auto-Sex (aber nicht nur im Auto)

Um dem Sexualtrieb Zügel anzulegen und Selbstbefriedigung zu verhindern, gab es viele Methoden, besonders für Männer, einer Erektion vorzubeugen. Erektionsdetektoren mit Glocke, Stacheldrahtringe um den Penis, Metallringe in der Vorhaut, Handschuhe oder das Festbinden der Hände (die Hände gehören über die Bettdecke). Auch kaltes Duschen oder Abwaschungen, Diät, harte Matratzen und vieles mehr wurden eingesetzt, um die Selbstbefriedigung zu verhindern. Frauen trugen Keuschheitsgürtel oder es wurde und wird die Klitoris entfernt (Beschneidung), damit das Lustempfinden unterbunden wird.

Natürlich gibt es auch Menschen, die keine Sexualität leben können oder wollen. Priester, die dem Zölibat unterliegen, Nonnen, die die Braut Jesu Christi sind, kennen sicherlich die Schwierigkeiten, die die Triebunterdrückung mit sich bringt. Doch manche Menschen haben kein Interesse an der Sexualität – warum auch immer. Sie werden komisch angesehen – mit ihnen kann ja etwas nicht stimmen. Man muss doch ... Nein, man muss gar nichts. Wenn jemand sein Leben ohne Sexualität leben will und er nicht darunter leidet, ist das völlig okay. Schwierig kann es werden, wenn Partner oder Partnerin nicht damit einverstanden sind. Aber jeder Mensch hat das Recht auf No-Sex, egal, was andere dazu sagen und sie nicht den gängigen Normen entsprechen. Bewahren Sie Ihre Individualität und leben Sie Ihr Leben, wie es Ihnen gefällt, immer vorausgesetzt, Sie leiden nicht darunter. Sollten Sie Ursachenforschung betreiben wollen, begeben Sie sich in eine fachliche Beratung und lassen Sie sich unterstützen und helfen.

Promiskuität

Was ist normal – was ist anormal? Promiskuität leben Menschen, die den Geschlechtspartner häufig wechseln. Menschen, die einen starken Sexualtrieb haben, leben ihn manchmal mit häufig wechselnden Partnern aus. Frauen werden dann oft als Schlampen oder Nymphomanin bezeichnet, weil so etwas nicht der gängigen Moral entspricht. Männer gehen häufig zu Prostituierten (werden „Puffgänger") oder suchen ständig neue Bekanntschaften. Ob es dabei nur zur Triebabfuhr kommt oder auch emotional befriedigend ist, muss der Mensch selbst spüren und entscheiden. Sollte es aber zu einer Sucht oder Fixierung auf schnellen Sex ausarten, die eventuell mit hinzukommender, ständiger Selbstbefriedigung einher geht, können der ganze Alltag, das ganze Leben davon bestimmt werden, und manchmal kann dieses Verhalten existenzielle Probleme hervorrufen. Es gibt mittlerweile, und zum Glück, auch Beratungsstellen für Sexsüchtige.

Leidenschaft

Aktivieren Sie Ihre Gefühlsregungen und richten Sie sie auf die Sexualität, lassen Sie sich aber nicht von ihr beherrschen. Beherrschen Sie die Leidenschaft, damit sie kein Leiden schafft, Sie sich nicht in irrationelles Verhalten treibt. Hinter einer starken Leidenschaft verstecken sich oft tiefere Gründe, wie man es beispielsweise an einer Spielleidenschaft sehen kann. Sexuelle Leidenschaft entspringt nach Herrn Freud oft einer Sexualüberschätzung. Leidenschaft muss in gezügelten Bahnen ablaufen, dann können damit hervorragende Ziele erreicht werden, wenn man zum Beispiel leidenschaftlich für seinen Beruf oder ein Hobby brennt und sich daraus eine starke Befriedigung des Triebes ergibt. Sexuelle Leidenschaft kann, wenn sie nicht beherrscht wird, bis zur körperlichen oder seelischen Selbstzerstörung führen. Auch wenn Sie dabei in Ekstase oder einen Rausch kommen, sich von manchem sexuellen „Hunger“ befreien können, sollten Sie das bewusste Denken dabei möglichst nicht ausschließen. Gehen Sie gezügelt mit Ihrer Zügellosigkeit um. Wenn bewusst auf Leidenschaft in der Sexualität verzichtet wird, kann man eben auch für andere Ziele leidenschaftlich brennen.

Gefühle

Gefühle sind wie das Meer
Wie Ebbe und Flut.
Mal sind sie da,
mal sind sie weit fort.
Man kann sie gerade noch erahnen.
Mal sind sie sehr abgekühlt,
mal wohlig warm.
Sind sie da,
kann man sich ihnen hingeben,
in ihnen schwimmen,
sich ihnen spielerisch oder ernsthaft überlassen.
Wellen als sanftes Streicheln empfinden
oder sich von der starken Brandung umreißen lassen …
Von Fall zu Fall!

Erotik

Zur Erotik wird oftmals alles gezählt, was zum Liebesleben dazu gehört. Sie wird oft allerdings auch als Gegensatz zur Sexualität gesehen. Erotik als Appetit – Geschlechtsverkehr als Essen, um den Hunger zu stillen. Hungersnot gibt es, Appetitnot aber nicht. Erotische Aktivitäten können für sich allein Freude und Lust bereiten, müssen aber nicht zwangsläufig zum Geschlechtsverkehr führen, und natürlich kann man auch essen, wenn man nicht so viel Appetit hat oder die Speisen den Appetit nicht sehr anregen. Manchmal wird auch die Erotik als besseres Liebesspiel verstanden, als die Liebeskunst, die der Verführung dient oder als Spiel und Galanterie, die nicht mit körperlichen Aktivitäten verbunden sein muss. Erotik gepaart mit Fantasie und Sinnlichkeit kann eine große Bereicherung für das eigene Liebesleben hervorbringen. Sich erotisch zu zeigen, zu verhalten, kann Spaß bringen, ebenso erotisches Zubehör wie Filme, Bücher (lesen Sie sich gemeinsam etwas vor), Bekleidung usw. Und denken Sie immer wieder daran: Der ganze Körper ist eine erotische Zone!

Spaß-Rezept:

2 Pfund Körper
2 Pfund Liebe
2 Pfund Erotik
1 kl. Priese Verstand

Gewürzt mit:

- Zärtlichkeit
- Berührung
- Blicken
- Liebevollen Worten
- Köstlichem Geschmack
- Aufgefüllt mit Achtung und Verständnis, mit Verzicht auf Besitzanspruch

Dosierung: täglich mehrmals/oder ... ?

Die meisten Menschen glauben, dass wir unseren Partner am tiefgreifendsten bei der Sexualität erleben. Sex ermöglicht uns tatsächlich, den Körper und auch die Seele eines geliebten Menschen sehr intensiv wahrzunehmen. Aber dazu gehören die Erfahrung der Berührung und das Einbeziehen aller unserer Sinne. Die Intimität der Beziehung, der Blicke, sich Hören, Schmecken und Riechen, können ein allumfassendes Erlebnis sein. Oft ist es allerdings so, dass wir im Rausch der Erregung die Konzentration auf uns richten und die Aufmerksamkeit für unseren Sexualpartner verlieren. Wir merken nicht mehr, was er/sie empfindet, was ihm/uns gut tut, um eine erregende Übereinstimmung zu erreichen und tiefe sinnliche sowie emotionale Gefühle auszulösen. Berührungen sind für jeden Menschen lebensnotwendig und erzeugen viele verschiedene Empfindungen. Lernen Sie, sich selbst zu berühren. Erspüren Sie, welche Berührungen Sie sinnlich und erotisch finden, dann auch, welche Ihr Gegenüber mag. Zusammen können Sie erfahren, was am Erregendsten und Reizvollsten ist. Lernen Sie Ihre „erotischen Zonen" kennen – wie schon gesagt: Der ganze Körper, zumindest bei den Frauen, ist eine erotische Zone. Die meisten Menschen denken, nur die Genitalregion oder die Brustwarzen seien erotische Zonen. Sie vergessen dabei, dass Reize auch aller anderen Körperteile stimulierend sein können.

Streichen Sie sanft und leicht, aber auch mal fest. Drücken und massieren Sie. Kraulen Sie, auch kratzen und beißen kann erotisch sein.
Jeder Zentimeter des Körpers besitzt Nerven, die sich erregen lassen – vom Zeh-Nuckeln bis zum sanften an den Haaren ziehen ist alles, was Sie und Ihr Partner erotisch und erregend finden, gut für die Sexualität. Sie können auch andere Dinge zum Streicheln mit einbeziehen. Ein raues Frottierhandtuch fühlt sich garantiert anders an als ein Samthandschuh. Schauen Sie sich einmal im Haushalt um. Es gibt vieles zu entdecken, und wenn beide es wollen, auch auszuprobieren. Ein Berühren mit einer harten Haarbürste kann ebenfalls einen angenehmen Reiz hervorrufen. Schauen Sie dabei auch die Körperstellen an. Bemerken Sie die wunderbaren Wimpern, die Ohrmuschel und die weiche Bauchdecke oder den Oberarmmuskel, den knackigen Po. Erkunden Sie Ihren und den Körper des Partners mit allen Sinnen. Liebkosen Sie ihn mit den Blicken der Augen. Hören Sie den wohligen und erregenden Äußerungen zu. Achten Sie auf die Atmung bei Ihren jeweiligen Aktivitäten und erleben Sie mit Ihrem Mund und der Zunge den Geschmack der verschiedenen Körperzonen (also nicht nur die Muschi lecken).

Versuchen Sie ebenfalls den anderen Menschen über Ihre Nase und den Geruchssinn wahrnehmen. Bemerken Sie (Hygiene vorausgesetzt) die Veränderung des Duftes mit der stärker werdenden Erregung. Es soll angeblich Männer geben, die den bevorstehenden Eisprung einer Frau an dem sich verändernden Geruch erkennen können. Auch die Einnahme der Pille kann den Körpergeruch einer Frau verändern. Benutzen Sie auch erotisierende Düfte, beispielsweise als Massageöl, als Badezusatz, als Raumspray oder Körperparfüm. Es geht nicht darum, den eigenen Körpergeruch zu überdecken, sondern einen zusätzlichen Reiz damit zu erzeugen.
Schon in der Antike gehörten Duftstoffe zu den sexuell aufregenden und anregenden Dingen. Denken Sie an das Kleopatra-Bad – Milch mit ätherischen Ölen. Das Wissen um die erotische Wirkung von Düften war bekannt, und nicht nur die Bienen werden unter anderem davon zu den Blüten gelockt, sondern auch die Menschen zueinander. Wobei nicht nur Blütendüfte erotisierend wirken, sondern auch Düfte von Hölzern, Wurzeln und Blättern: Düfte von Ylang-Ylang, Jasmin, Patschuli, Sandelholz, Rose, Zimt, Zedernholz.

Massage

Lernen Sie eventuell auch, sich oder den Partner eine Massage zugutekommen zu lassen, nicht nur eine Vagina-Penis-Prostata-Massage. Eine liebevolle Fußwaschung mit anschließender Massage kann sehr intim sein, hat auch etwas mit Achtung und Wertschätzung zu tun und kann, verbunden mit speziellen Düften, sehr erotisierend wirken. Die Fußunterseite und die Zehen sind sehr empfindsam. Drücken Sie keine speziellen Punkte – Sie machen ja keine medizinische Behandlung. Streichen Sie mit leichten oder festen Griffen von unten nach oben und achten Sie dabei auf Reaktionen des Partners. Kneten, ziehen und massieren Sie den ganzen Fuß sowie jeden Zeh einzeln und lutschen Sie auch daran, wenn Sie es mögen. Streichen Sie mit sanftem Druck um die Verse und um die äußeren sowie inneren Knöchel. Dort liegen die den Unterleibsorganen zugeordneten Bereiche. Wenn Sie zusätzlich ein entsprechendes ätherisches Öl benutzen, kann sich die Wirkung auf den ganzen Körper verstärken.
Die Öle können über die Haut in den Blutkreislauf gelangen. Also – schön vorsichtig damit sein und sich fachlichen Rat einholen. Nicht jedes ätherische Öl ist harmlos. Nicht jeder verträgt es. Massieren Sie die Hände ebenfalls wie die Füße, wenn der Partner zum Beispiel den ganzen Tag am PC gesessen oder im Garten Unkraut gezupft hat. Das entspannt und fördert das Wohlwollen füreinander.

Oder wie wäre es mit einer Ohrmassage? Vom Ohr laufen bestimmte Nerven direkt zum Gehirn. Von der Ohr-Akupunktur haben wir die Punkte kennengelernt, die den gesamten Körper beeinflussen können. Sie müssen nicht die einzelnen Punkte kennen. Eine einfühlsame Massage der Ohrmuschel kann anregend oder auch gleichzeitig entspannend wirken. Und dann können Sie anschließend ein bisschen am Ohrläppchen knabbern und lutschen.

Wenn Sie schon die Ohren „bearbeiten", beziehen Sie Kopf und Nacken gleich mit ein. Da bei vielen Menschen der Nacken aber oft sehr verspannt ist, kann eine Massage sehr zur Entspannung beitragen und dieser Liebesbeweis zu einer erotischen Situation führen. Auch dazwischen leichtes Pusten oder Küssen schafft „Gänsehaut".

Manchmal sind wir zu müde und erschöpft, um uns zur Sexualität aufzuraffen. Eine Massage kann den Schlaf und die Entspannung fördern, aber auch durch Stimulierung der Energie zu einem tollen sexuellen Erlebnis führen. Variieren Sie die Massagestärke und -griffe. Von sanften, federleichten Berührungen, beispielsweise um die Augen herum, bis zu tiefen, festen Griffen – alles kann einen erotischen Reiz ausüben. Streicheln Sie die geschlossenen Augenlider sanft mit der Zunge.

Oder machen Sie ein Vanille-Zucker-Körper-Peeling – schmeckt und riecht gut, oder ein Honig-Peeling. Oder waschen Sie sich einmal mit einem anderen ätherischen Blütenwasser, beispielsweise Rosen- oder Orangenwasser.

Hodenmassage

Die Hoden sind sehr sensible und empfindliche Organe. Das weiß sicher jeder Mann, den schon einmal ein Fußball in der Leistengegend getroffen hat, oder der schon einmal auf die Fahrradstange geknallt ist. Aua, tut total weh und ist nicht ungefährlich. Eingezwängt in super enge Jeans, erblicken sie selten das Licht des Tages. Befreien Sie Ihre „Anhängsel" doch öfter mal aus ihrem dunklen und zu oft zu warmen Verlies, laufen sie nackt herum und lassen nicht nur die Seele baumeln.

Machen Sie selbst, oder lassen Sie machen, eine entspannende oder auch erregende Hodenmassage. Nehmen Sie ein gutes Massageöl und streichen Sie beide Hoden in alle Richtungen aus. Auch sanftes Ziehen oder Drücken kann sehr erotisch sein. Nehmen Sie sich viel Zeit dazu und genießen Sie es. Es muss nicht zu weiteren Aktivitäten führen!

Erotische Reize

Jeder Mensch, jedes Bild, jeder Gegenstand, Blick, Wort, Musik, Bewegung – alles kann einen erotischen Reiz erzeugen. Es kommt immer auf den jeweiligen Menschen an – was ihn erregt und was nicht. Das kann täglich auch mal etwas anders sein. Allerdings wird die erotische „Ansprechbarkeit" auf bestimmte Reize schon früh im Kindesalter angelegt und geprägt. Hat ein Kind nun nicht gesehen, wie die Eltern zärtlich (nicht sexuell) miteinander umgehen, kann es nicht wissen, dass liebevolle Berührungen und Zärtlichkeit zum Wohlbefinden und zur Sexualität dazugehören. Wenn sich Eltern abfällig über den Partner äußern oder ihn demütigend behandeln, sich kaum zärtlich oder liebevoll berühren, wird dem Kind ein entsprechendes Bild vom eigenen oder anderen Geschlecht vermittelt, und es wird dieses verinnerlichen.
Oder der Satz: Man ist ja nur das Mädchen – oder nur die Frau – Hausfrau – nur – also nicht so wertvoll wie ein Junge oder ein Mann. Abwertung des anderen Geschlechts ist nicht förderlich für die gesamte Entwicklung eines jeden Menschen.

Ja oder nein – das kann mal sein!

Ja oder nein zum Sex wird wohl jeden im Leben mal treffen. Aber bitte keine halbherzigen Sachen. Drücken Sie klar aus, wenn Sie Lust oder keine Lust haben. Manchmal denkt man vielleicht, der Appetit kommt beim Essen. Aber er kommt nicht immer automatisch. Es kann ja mal vorkommen, dass man nicht Essen, Frühstücken mag, Mittag oder das Abendbrot lieber weglassen möchte oder man macht gerade mal eine Fastenkur! Viele Menschen haben Angst, nein zu sagen – ob nun Verlustängste oder den Partner nicht verletzen zu wollen dahinter steckt. Doch jeder hat das Recht darauf, auch keine Lust zu haben. Es ist nur das momentane Nein zum Sex, aber hoffentlich nicht das Nein zum Menschen.

Das „Nein" bezieht sich auf die eigene Person und Wünsche und sollte nicht den Partner treffen oder verletzen. Doch oft wird ein Nein als Ablehnung empfunden. „Es geht nicht gegen Dich, sondern für mich!" Wenn man heute nun mal keinen Appetit auf Fisch hat, heißt es ja nicht, dass man Fisch generell nicht mehr mag. Es sollte natürlich nicht demütigend formuliert werden, nach dem Motto, ich habe „keinen Bock" auf Dich, sondern keinen Bock auf Sex. Nur wer nein sagen kann, kann auch ein lustvolles Ja sagen. Gehen Sie liebevoll miteinander um. Man kann auch ohne sexuelle Lust zärtlich miteinander sein, sich in den Arm nehmen, sich miteinander wohl füh-

len und Zuwendung als Geborgenheit genießen. Ein Nein sollte immer akzeptiert werden.
Nicht nur Frauen haben „Migräne“, sondern zunehmend auch Männer. Sprechen Sie offen darüber, was eventuell die Ursache sein könnte, besonders, wenn die Lustlosigkeit länger andauert, und dann handeln Sie gemeinsam. Seien Sie, so gut es geht, spontan. Hören und spüren Sie Ihren Körper und verwenden Sie keine to-do-Liste, die dann abgearbeitet werden muss. Auch wenn der Kopf unser wichtigstes Sexualorgan ist, manchmal kann er auch stören. Es geht nicht um richtig oder falsch, nicht um Quantität, sondern um die Qualität der Intimität von zwei Menschen. Spielen Sie sich nichts vor. Was nicht da ist, ist nicht da. Es geht nicht um das „Wie oft“, sondern um das „Wie und das Wie schön“.

Liebe am Arbeitsplatz

Angeblich sollen sich ja die meisten Paare am Arbeitsplatz kennenlernen. Kein Wunder, wenn man den ganzen Tag miteinander zusammen ist. Man lernt den anderen in verschiedenen Situationen kennen, kennt vielleicht schon seine Vorlieben und Macken, was für eine spätere Beziehung von Vorteil sein kann. Andererseits kann es schwierig werden, wenn man von einer Person „begehrt“ wird, die man eigentlich gar nicht mag. Oft kann man sich nicht aus dem Weg gehen, muss bestimmte Aufgaben miteinander erledigen, zusammenarbeiten. Man empfindet die Blicke und Gesten der anderen Person als unangenehm oder auch die Nähe unangemessen („gut gemeinte Berührungen“ wie die Hand auf die Schulter legen, Bevorzugungen, anzügliche Witze, Anspielungen auf das Aussehen usw.). Wenn man sich dann dagegen wehrt, ein deutliches Nein verbalisiert, springen die vormaligen, positiven Gefühle des „Bewerbers“ oft ins Gegenteil um. Die Arbeit wird schlechtgemacht, man vermeidet den Kontakt, Ausgrenzungen, Intrigen, Mobbing, Demütigungen. Wenn es dann noch den Chef betrifft, kann es leicht aus fadenscheinigen Gründen, zur Kündigung kommen.

Fatal können auch Betriebsfeiern werden. Man ist locker, geht anders miteinander um, trinkt oft zu viel vom enthemmenden Alkohol und lässt sich spontan auf erotische

oder sexuelle Abenteuer ein. Alkohol ist keine Entschuldigung. Man hat immer die Wahl, ob man Alkohol zu sich nimmt oder nicht. Oft wird man von den lieben Mitmenschen genötigt, etwas Alkoholisches zu trinken. Tut man es nicht, wird man als Spielverderber oder Spaßbremse bezeichnet. Bleiben Sie standhaft, denn dann kann auch der körpereigene Ständer später eventuell zum Einsatz kommen.
Am nächsten Tag gibt es oft nicht nur einen Kater – sondern auch den Katzenjammer. Manchmal kann die Situation gut gelöst werden, wenn man miteinander darüber spricht. So tun, als wäre nichts passiert, geht meist nicht. Entweder verhält man sich dem anderen gegenüber gezwungener, wenn es peinlich war, oder man meint, nun sei man als Paar zusammen. Da andere Mitarbeiter fast immer irgendetwas mitbekommen haben, spricht sich so etwas herum und die Situation kann sehr unangenehm werden. Klare Worte, auch zu den Kollegen, und die Sache ist hoffentlich erledigt.

Sollte sich aber innerhalb der Firma eine Affäre ergeben, muss man genau überlegen, wie man das handhaben kann. Ist es nicht erlaubt, engeren, privaten Kontakt zueinander zu haben, wird's wohl schwierig. Auch wenn Vorgesetzte mit Untergebenen „etwas anfangen", gibt es eigentlich fast immer Probleme.

Geschichte:

Der Chef hat mit seiner attraktiven Mitarbeiterin ein Verhältnis angefangen. Beiden ist klar, dass es sich nur um ein sexuelles Vergnügen handelt. Sie halten sich oft länger im Büro auf, was den anderen Mitarbeitern schon unangenehm aufgefallen ist. Sie nutzten die angeblichen Überstunden, um Sex zu haben – klassisch auf dem Schreibtisch, im Stehen, auf der Toilette oder auf dem Sofa im Besprechungszimmer. Dann hat einer der Angestellten eines Tages etwas im Büro vergessen, kommt zurück und erwischt die beiden in voller Aktion. Super Situation!

Sie haben sicher genug Vorstellungskraft, was am nächsten Tag in der Firma los ist. Also, Vorsicht beim Sex am Arbeitsplatz – selbst im Archiv, im Fahrstuhl oder im Auto auf der Hebebühne sind Sie vor Entdeckung nicht sicher.

Sollte sich aber doch einmal eine ernsthafte Beziehung innerhalb der Firma entwickeln, sprechen Sie mit dem Chef und den Kollegen. Zeigen Sie, dass Sie privat zusammengehören, sich diese Situation aber nicht negativ auf die Arbeit auswirkt, sondern im Gegenteil, zu einem guten Miteinander für alle werden kann. Rechnen Sie allerdings auch damit, dass manche Menschen Ihnen Ihr Glück nicht gönnen und aus Neid oder Eifersucht versuchen, Sie wieder auseinander zu bringen, beispielsweise durch üble Nachrede, Intrigen, Mobbing usw.

Übergriffe, Grenzüberschreitungen sexueller Art, sexuelle Anmache können eine große Belastung für den Einzelnen, aber auch für die mitarbeitenden Kollegen sein. Gerade, wenn man Angst um seinen Arbeitsplatz hat, doppelt belastet ist mit Beruf und Familie, finanzielle Verpflichtungen hat oder älter ist, kann es schwierig werden, sich dagegen zu wehren. Ist dazu das Arbeitspensum noch sehr hoch, hat man oft keine Kraft mehr, sich gegen „Anmache“ zu wehren und lässt es über sich ergehen. Nicht gut – das kann krank machen, krank auch, um (natürlich unbewusst) der belastenden Situation zu entkommen.

Es mag sein, dass Sie durch irgendeine Ursache Ihren Arbeitsplatz verlieren. In den ersten Wochen kann man die freie Zeit wohl noch genießen, nach dem Motto „Mann/Frau mit Tagesfreizeit“. Längere Arbeitslosigkeit rüttelt hingegen gewaltig am Selbstwertgefühl. Ständige Absagen bei Bewerbungen lassen Zweifel aufkommen. Bin ich zu alt, zu blöd, zu unerfahren, zu jung, nicht gut genug? Diese Gefühle können sich schnell auch auf die Potenz, die Libido, die Geschlechtslust auswirken. Wenn man selbst nicht mehr mag, sich minderwertig, nicht gewollt fühlt, nicht gut genug ist, geht das Selbstwertgefühl den Bach runter. Dann mag mich ja keiner! Übertragungen dieser Gefühle auf die Partnerschaft und Sexualität sind oft vorhanden, lähmen, und Resignation oder Depressionen machen sich breit. Und wenn der Sex dann auch nicht mehr klappt ... selbst das kann ich nicht mehr. Dann hängt alles, nicht nur die Schultern. Das Selbstwertgefühl und damit der ganze Mensch liegen am Boden. Das ist fatal. Es kann den Menschen, die Beziehung und die ganze Familie ins große Chaos stürzen.

Arbeitsverlust

Reden Sie mit Ihrem Partner darüber. Hoffen Sie auf sein Verständnis und verkriechen Sie sich nicht im Bastelkeller. Holen Sie sich Hilfe, wenn Sie Hilfe brauchen. Spannen Sie Freunde und Familie zur Unterstützung mit ein, um aus diesem Kreislauf von Selbstzweifeln und Selbstwertverlust herauszukommen. Nicht nur schnacken – auch anpacken. Aktiv werden – auch nach der 137. Absage! Und: Frauen haben sicherlich keine Sehnsucht nach einem Mann, der den ganzen Feierabend oder das Wochenende biertrinkend, Füße auf dem Tisch, vor dem TV hockt und sich bedienen lässt. Auch Netzhemd und weiße Socken in Sandalen wirken nicht sehr erotisch. Und Frauen in einem schmuddeligen abgewetzten Morgenmantel, mit ungeputzten Zähnen und Kippe am Küchentisch kommen ebenso wenig attraktiv rüber. Also, auch wenn es Ihnen gerade mal nicht gut gehen sollte, Sie Sorgen oder Kummer haben, achten Sie auf Ihr Äußeres, machen Sie sich für sich und andere schön. So klappt's auch mit dem Sex.

Vorspiel, Liebesspiel, Nachspiel

Egal, welche Variante des Liebesspieles Sie bevorzugen, Sie können immer viel Spaß haben. Dabei muss die Konzentration nicht auf Penis und Vagina liegen. Nicht jede sexuelle Betätigung muss mit einem „Rein und Raus" enden. Der eigentliche Sexualakt, also die Vereinigung der Geschlechtsorgane, wird als das Hauptsächliche bei der sexuellen Betätigung betrachtet. Aber denken Sie an Ihre ersten Erfahrungen, Petting, Fummelei, Knutschen im Auto. War das keine Sexualität? Das, was wir beim sogenannten Vorspiel machen, kann genauso „Haupt-Liebensspiel" sein. Es ist doch einfach klasse, sich nahe zu sein, sich zu küssen und zu berühren, an und mit allen Körperteilen, miteinander die Erregung ansteigen zu lassen, sich zu spüren und sich mit der anderen Person zu „be-fassen". Lassen Sie sich Zeit. Hetzen Sie nicht durch alle eventuell vorhandenen erogenen Zonen, sondern verweilen Sie dort, wo es am angenehmsten ist. Je mehr Zeit Sie sich lassen, umso länger können Sie Lust spüren und erleben.

Zweimal den Klingelknopf drücken und die Tür öffnet sich; so geht es nicht. Dann braucht man sich nicht wundern, wenn Frauen die Sexualität als notwendiges Übel ertragen. Man sieht ja nicht so genau, ob eine Frau zum Geschlechtsverkehr bereit ist, es sei denn, sie signalisiert es. Sind Sie unsicher, fragen Sie nach! Und Vorspiel heißt nicht, sich etwas vorzuspielen, sondern sich vorzubereiten auf ein anderes Spiel, sich einzulassen, sich miteinander auf eventuell „Weiteres“ vorzubereiten. Man kann auch das „Vor“ weglassen und sich liebevoll, spielerisch miteinander beschäftigen. Dazu können auch mal eine Kissenschlacht, ein kleiner Wettlauf, ein Bad im Baggersee, ein lustiges Kartenspiel geeignet sein. Vorspiel als erotische Vorbereitung auf das „Hauptereignis“ kann total schön sein und sollte die sexuelle Erregung fördern und stimulieren.

Sie können es aber auch dabei belassen und müssen nicht weitermachen. Setzen Sie sich nicht unter Druck. Genießen Sie es als „vollwertige“ sexuelle Aktivität. Kein Mensch sagt, dass es nur vor etwas Hauptsächlichem sein muss. Sie können auch zur Mitte des Spiels aufhören, wenn Sie beispielsweise zu müde werden, sich die Erregung nicht steigert, Sie keine Lust mehr haben. Sie sollten nichts erzwingen. Wollen Sie nun aber doch Ihren Geschlechtsorganen den Gefallen tun, sich miteinander zu beschäftigen, so lassen Sie es auch damit langsam angehen. Achten Sie aufeinander, wie weit die Erregung angestiegen ist. Reden Sie und fragen Sie, sagen Sie, tun Sie, was Ihnen „Wollust“ verschafft und die Erregung weiter hochtreibt, bis zum „point of no return“. Aber bitte nicht immer wie die Karnickel oder im Takt der Nähmaschine. Slow Sex bringt oft genussvollere, intensivere Gefühle und Orgasmen als ein hektisches Rein und Raus.

Übung:
Vereinigen Sie Schwanz und Möse und dann bleiben Sie so miteinander liegen, sitzen, stehen, möglichst ohne sich zu bewegen. Spannen Sie nur die Beckenbodenmuskeln rhythmisch an. Es ist nicht schwer, braucht aber etwas Übung. Das kann sehr genussvoll und aufregend sein. Atmen dabei nicht vergessen. Beim Handstand wird es allerdings sicher schwierig werden! Also suchen Sie sich bequeme Positionen und Aufenthaltsorte aus.
Es mag sein, dass der Mann die Erektion nicht ständig oder längere Zeit aufrecht erhalten kann. Macht nichts. Es ist durchaus normal für einen Mann, nicht 2-5 Stunden einen steifen Schwanz zur „Verfügung" zu haben. Auch ein zwischenzeitlicher Samenerguss ist kein Drama und wenn dann die Erektion schwindet, gibt es ja andere Möglichkeiten, das Liebesspiel weiter zu spielen, eine Pause zu machen, um dann neue Lust zu entfachen.
So lange die Vereinigung von Schwanz und Möse als die „richtige" Sexualität verstanden wird, also das Ziel jeder sexuellen Betätigung ist, werden alle anderen sexuellen Handlungen als Varianten, Ersatzhandlungen abgewertet. Geschlechtsverkehr ist jede Kommunikation zwischen Menschen, bei der eine sexuelle Reaktion mitspielt, also nicht nur die Vereinigung der Geschlechtsorgane, sondern alle anderen Handlungen, die in irgendeiner Form mit der Sexualität zusammenhängen.

Das Davor (Wovor) und das Danach (Wonach) gehört immer ganz zur sexuellen Aktivität und hat manchmal, aber nicht immer, etwas mit der Dauer zu tun. „Danach" reagieren Männer oft anders als Frauen, was mit der männlichen Hormonausschüttung nach dem Samenerguss zu tun hat. Ein Mann nimmt die „Erholungsphase" oft wörtlich. Er muss sich von einer Anstrengung erholen, dreht sich zur Seite und schläft ein, will seine Ruhe haben. Oder er steht auf, um noch schnell die Sportschau anzusehen oder telefonisch einen Termin abzusprechen, eine Runde zu joggen oder seine Mutter anzurufen.
Nach dem Geschlechtsverkehr fällt die Erregung im Körper wieder ab und geht wieder in seinen „Normalzustand" über. Bei Frauen dauert das meist länger als bei den Männern. Sie haben verständlicherweise meist das Bedürfnis, dass der Partner sich auch nach dem Geschlechtsverkehr um sie bemüht. Frauen wissen, was sie dann brauchen – Zärtlichkeit, Umarmung, Liebkosungen, bei ihnen sein mit dem Herzen. Das schafft Vertrauen, Innigkeit, festigt die Liebe und Beziehung und kann die Vorfreude auf das nächste Mal verstärken. Unaufmerksame Liebhaber hat keiner lieb.

Wechseljahre – Klimakterium

Die Wechseljahre sind eine ganz natürliche Lebensphase. Die Weltbevölkerung geht allerdings sehr unterschiedlich damit um. In unseren westlichen Kulturen wird der Hormonmangel als ein krankmachendes Defizit angesehen. Frauen haben also ein Defizit, einen Mangel, und so wird das Klimakterium zur Krankheit umdefiniert, das unbedingt behandelt (Pharmaindustrie) werden muss. Kulturelle Einflüsse oder Annahmen beeinflussen den Umgang mit der Wechselzeit. In unserer Gesellschaft wird das Altern abgewertet und damit auch die Zeichen und Zeiten, die das Altern anzeigen. Frau wird defizitär alt, unsexy – das Ende Ihrer Weiblichkeit.

In anderen Ländern wie Indonesien, Indien, Afrika, Mexiko sowie bei manchen Indianern wird das Alter als etwas sehr Positives angesehen. Die älteren Frauen werden oft mit größerem Respekt behandelt, ihr Status verbessert sich. Häufig erhalten Sie Macht, übernehmen wichtige Aufgaben für die Familie – Führungsrollen. Es wurde festgestellt, dass in Kulturen, in denen das Alter negativ bewertet wurde, die Frauen mehr Wechseljahrbeschwerden hatten. In den Gesellschaften, in denen eine ältere Frau etwas Positives darstellt, traten bei den Frauen kaum welche auf.

Schamhaar

Mein erstes graues Schamhaar
war sicher schon ein Jahr da,
hatte sich ganz vor mir versteckt.
Ich hab es heute erst entdeckt.

Es zeigte mir nun ganz genau,
ich bin jetzt eine ältre Frau.
Das hat mich erst einmal verschreckt,
dann aber meine Kraft geweckt.

Ich bin noch stark, gesund und schön,
kann gut zu meinem Leben steh'n.
Die Wechselzeit ist nun vorbei,
bin fröhlich, attraktiv und frei.

Nicht stets nur meckern, jammern, klagen,
nicht immer nach: warum nur, fragen.
Begegne lächelnd meinem Leben
und will nach Lebenslust nun streben.

Werd' viele neue Wege gehen,
und mache mir das Leben schön.
Muss nicht mehr dauernd alles müssen,
und keinen kalten Frosch mehr küssen.

Mich kümmert's nicht, was and're sagen,
brauch' niemand um Erlaubnis fragen.
Bin tolerant, hab Mitgefühl,
nach diesem Wechseljahre-Spiel.

Und hab ich auch sehr wenig Geld,
das Leben trotzdem mir gefällt.
Ein warmes Bett und was zu Essen,
und liebe Freunde, nicht vergessen!

So leb ich freudig nun mein Alter,
denn ich bin nun mein Selbstverwalter.

Das Schreckgespenst der Wechseljahre wandert durch die Köpfe der meisten Frauen. Ja – es sind Jahre des Wechsels. Die Horrorstorys über Beschwerden wie Schweißausbrüche, Schlafstörungen, Müdigkeit, Herzklopfen, Unruhe, Gereiztheit, Leistungsschwäche, Kopfschmerzen, Sex-Unlust, depressive Verstimmungen usw. kennen wir alle.
Körper, Geist und Seele verändern sich. Wir altern, und das ist in unserer vom Jugendwahn geprägten Gesellschaft nicht gewünscht. Schönheit und Erfolg ist kein Vorrecht der Jugend. Ältere Frauen sind angeblich nicht mehr sexy, aber ältere Männer mit grauen Schläfen sind attraktiv – ungerecht. Dabei können wir als „reife“ Frau sehr wohl schön, begehrenswert, selbstbewusst und erfolgreich sein. Dazu muss Frau nicht die teuerste Creme verwenden, um sich zu restaurieren. Auch keine Sonnenbank, Faltenunterspritzung, irgendwelche Wundermittel oder Liftings halten den natürlichen Altersprozess der Organe und des Körpers auf. Attraktivität und gutes Aussehen haben nicht viel mit Geld zu tun, sondern mit der inneren Einstellung, der Lebensführung, dem Selbstbewusstsein und dem Selbstwertgefühl. Die Zeit des Wechsels beginnt nicht plötzlich, sondern man bemerkt oft erst einmal keine Veränderung.

Der Östrogenspiegel sinkt, die Eierstöcke vermindern ihre Produktion. Da man nie weiß, wie schnell der Östrogenspiegel bei einer Frau sinkt, kann man die Symptome auch nicht vorhersagen, sondern erst bemerken, wenn sie da sind. Symptome in dem Klimakterium können sein: Hitzewallungen, Schweißausbrüche, Trockenheit und Faltenbildung der Haut sowie Hautspannung, Damenbart, Haarausfall. Da die Veränderungen auch alle Schleimhäute betreffen, können wir nicht mehr so gut und sexy schleimen, was neben den Genitalien sowohl die Augen als auch den Darm, die Blase und die Harnleiter betreffen kann. Die Schutzfunktion vor Herzinfarkt bei Frauen nimmt ebenfalls durch die verringerte Östrogenproduktion ab, ebenso ist der Knochenstoffwechsel und vieles mehr beeinträchtigt (Osteoporose).

Bei den meisten Frauen beginnen die Wechseljahre zwischen dem 45. und 55. Lebensjahr. Durch die langsam verminderte Hormonproduktion bilden sich die Geschlechtsmerkmale und -organe teilweise zurück. Die Gebärmutter wird kleiner, die Schleimhäute dünner, die Scheide wird enger und kürzer. Außerdem verringert sich die Elastizität der Scheidenwände. Die Durchblutung der kleinen Schamlippen nimmt auch ein wenig ab, das Feuchtwerden (Lubrikation) wird geringer. Doch alle Frauen, die weiterhin sexuell aktiv bleiben, spüren oft weniger von diesen Veränderungen. Wie Sie die Wechseljahre empfinden und erleben, hängt immer von Ihrer

inneren Einstellung zur Sexualität und den gesamten Lebensumständen ab.
Östrogen wird aus Cholesterin gebildet und hat viele Aufgaben im Körper von Frauen und Männern. Es ist unter anderem wichtig für die Knochenreifung, den Eisprung, den Wasser- und Mineralhaushalt, Fettstoffwechsel und -verteilung sowie den Zuckerstoffwechsel. Bildung von Schleimhäuten und Sekreten in Gebärmutter, Scheide, Harnröhre sind auch mit betroffen. Östrogen fördert das Brustwachstum, die Eiweißbildung, Senkung der Körpertemperatur, Blutgerinnung, Steigerung der Durchblutung. Durch den Mangel in den Wechseljahren können die oben genannten Symptome entstehen und dadurch alle Organe in ihrer Funktion mit beeinträchtigen.
Ein abruptes Ende der Östrogenproduktion ist sehr selten. Eine langsame Umstellung wird oft gar nicht so früh bemerkt. Sie lässt dem Körper Zeit, mit den nun auftretenden Veränderungen zurecht zu kommen, sodass sich meist erst nach und nach Symptome einstellen können. Oft sind sie nicht so stark bemerkbar oder wenig ausgeprägt, können sich aber auch im Laufe der Zeit verstärken. Man sagt, dass nur rund 30 Prozent aller Frauen starke Symptome entwickeln. Übergeordnet über all diese Prozesse, auch der Hormonausscheidung, ist die psychische Verfassung.
Symptome werden also hauptsächlich durch die geringere Produktion des körpereigenen Östrogens hervorgerufen. Der rote Kopf entsteht nicht, weil wir einen schmut-

zigen Witz gehört haben, oder weil uns etwas anstrengt oder peinlich ist, sondern durch die im Kopf veränderte Wärmeregulation und Weitstellung der Blutgefäße. Ebenso ist dadurch das Schwitzen bedingt. Duschen brauchen wir nun nicht mehr, stehen wir doch ständig im eigenen Saft/Wasser. Es läuft den Nacken herunter, perlt von der Stirn, sammelt sich im Bauchnabel, und auch der Slip wird feucht – allerdings nicht durch lustvolle Betätigung, sondern weil unsere Schweißdrüsen endlich einmal zeigen, was sie können. Vorteil: Der Schweiß stinkt erst einmal nicht. Nehmen Sie nun ständig einen großen Koffer mit – „Wechsel-Klamotten" –, denn man kann nie wissen, wann es uns wieder erwischt. Gerne schwitzen wir natürlich auch nachts, wenn wir ruhig schlafen möchten. Eine Idee wäre, falls der Platz vorhanden ist: Kaufen Sie sich mindestens ein zusätzliches Bett, damit Sie nachts nicht aufstehen müssen, um Bettdecke, Kissen und Laken zu wechseln. Hüpfen Sie einfach in das andere Bett und schlafen Sie weiter, wenn hoffentlich nicht aus der Schwitzattacke ein Schüttelfrost geworden ist, der Sie zum Zähneklappern bringt. Nun gut, eine zweite Decke und ein zweites Kissen reichen oft auch aus. Schlafen Sie nicht nackt, sonst wird die Matratze leicht zum Wasserbett.

Die Schlafqualität ist nicht ebenfalls mehr optimal, und wenn Sie nicht schlafen können, haben Sie schön viel Zeit, um zu Grübeln. Das ist eine gute Möglichkeit, sich die

Stimmung, die auch oft danieder liegt, noch mehr zu verderben, damit die Laune am nächsten Tag noch schlechter wird.
Spaß beiseite, es ist nicht so toll, mit solchen Symptomen leben zu müssen. Aber eines wissen wir: Es geht irgendwann vorbei, freuen Sie sich auf das Alter!
Die Haut juckt verstärkt – die Unruhe und der Kopf machen sich durch vermehrte Schmerzen bemerkbar. Das ist reizend, führt aber nicht zur Lust, sondern eher zur Gereiztheit. Nicht zu vergessen die Vergesslichkeit und Gedächtnisausfälle, die am Tag zu außergewöhnlich lustigen Situationen führen können. Aber es ist sicher nicht so, dass Sie auf die Toilette gehen und Ihre „vier Buchstaben" dort vergessen.

Auch mit dem Sex geht es oft abwärts. Lustlosigkeit kombiniert oder hervorgerufen mit oben genannten Symptomen – Genitaljuckreiz, Schmerzen beim Sex – fördern nicht gerade die Libido. Und vergessen Sie bitte nicht: Sie können immer noch schwanger werden. Gerade, wenn die Regel nicht mehr regelmäßig kommt, können Sie trotzdem noch hin und wieder einen Eisprung haben. Also Verhüterli, oder was Sie sonst so zur Vermeidung einer Schwangerschaft bevorzugen, benutzen. Es sei denn, Sie lieben Überraschungen, für die Sie dann mindestens noch 18 Jahre verantwortlich sind! Also besonders bei unregelmäßigen Blutungen bis zwei Jahre nach der Menopause verhüten! Da man es ja erst im

Nachhinein wissen kann, ob die Menopause schon stattgefunden hat, gehen Sie lieber auf Nummer sicher. Manche Beschwerden treten oft erst nach der Menopause auf. Ein Vorurteil, das wir fast alle im Kopf haben: Menopause = ältere Frau = nicht mehr sexuell aktiv und attraktiv.
Viele Frauen klagen über eine zu trockene Scheide. Die Schleimhautzellen werden dünner und weniger, die Scheide trockener, was wiederum zu Schmerzen und kleinen Einrissen beim Geschlechtsverkehr führen kann. Dagegen gibt es ja zum Glück Gleitmittel, auch mit leckerem Geschmack. Nehmen Sie aber bitte kein Melkfett, Butter, keine fettigen Substanzen, denn die lassen sich schwerer aus der Scheide entfernen, die Infektionsgefahr kann sich erhöhen.

Wenn Sie gerne Glücksspiele spielen, können Sie damit einen Treffer landen, und das ist nicht immer ein Glückstreffer. Vaginal-Gele auf Fett- oder Ölbasis trocknen zwar nicht so leicht weg oder aus, greifen aber Gummi und Latex an – also Kondome, Pessare, Portio-Kappen. Sie enthalten oft Parfüme, Silikon, Erdölverbindungen und können sich in Leber, Niere und Lymphknoten anreichern. Die Mehrzahl der Gleitmittel ist heutzutage wasserlöslich. Sie kleben nicht, aber „schmieren" gut. Manche verbessern zusätzlich, wenn regelmäßig und langfristig benutzt, den Feuchtigkeitshaushalt der Scheide und beschleunigen die Wundheilung. Andere Gleitmittel können angeblich eine gewünschte Befruchtung positiv beeinflussen, weil sie das saure Milieu der Scheide vermindern und die Spermien dadurch beweglicher bleiben.

Natürliche Gleitmittel:

- Aloe Vera – am Südfenster (Sonne), 1 Stück abschneiden, Gel rausdrücken und als Gleitmittel benutzen
- Ein bisschen Kokosöl – Bio, guter Geschmack, ist aber ölig
- Schleim von Leinsamen kochen, abfiltern und als Gleitmittel benutzen

Tipp: Gleitmittel eignen sich auch gut zur Penismassage – und für den ganzen Genitalbereich bei Mann und Frau.

Auch der genitale Juckreiz ist ein Zeichen für das Dünnerwerden des Genitalgewebes, ebenso das Brennen beim Wasserlassen sowie verstärkter Harndrang, bis hin zur Inkontinenz. Später können noch behandlungsbedürftige Erkrankungen wie Bluthochdruck, Arteriosklerose, Rückenbeschwerden, Osteoporose usw. hinzukommen. So – habe ich Sie jetzt frustriert? Die gute Botschaft war ja: Nur ein Drittel der Frauen leidet sehr stark an den Symptomen. Übernehmen Sie Verantwortung für sich und Ihren Körper. Dreiviertel der Frauen haben nur ein oder wenige Symptome, mehr oder weniger stark, auch die Dauer kann unterschiedlich lang sein. Manche Frauen bemerken fast gar nichts oder kommen sehr gut damit zurecht. Da die nachlassende Produktion von Östrogen der Eierstöcke nur eine Ursache für die Symptomausprägung ist, gibt es so viele unterschiedliche Beschwerden. Es spielen auch genetische Veranlagungen, das Aufwachsen in der Kindheit, Erziehung und Ernährung eine Rolle. Ebenso sind der persönliche Lebensstil und unsere Einstellung zu unserem Körper, zum Altern, zu der „Wechsel-Zeit“ und zu uns selbst relevant. Ja, die gesamte Lebensgeschichte kann Einfluss auf die Bewältigung der Wechseljahre nehmen.

Es mag für viele Frauen sehr schwer sein, die Veränderungen dieser Lebenszeit hinzunehmen, ja, sie sogar als positiv anzusehen. Ihre Frauenrolle verändert sich, die Endgültigkeit der Fruchtbarkeit, beispielsweise bei einem unerfüllten Kinderwunsch. Vermeintlicher Attraktivitätsverlust, reduzierte Belastbarkeit oder Wiedereinstieg ins Berufsleben oder auch Arbeitsverlust können die Frau neben den körperlichen Symptomen aus dem seelischen Gleichgewicht bringen.

Da unsere Kultur sehr auf die Jugendlichkeit ausgerichtet ist, haben viele Frauen und auch manche Männer Angst vor dem Älterwerden. Viele Vorurteile sind damit verbunden. Alle Menschen werden mit jeder Sekunde, mit jedem Atemzug älter. Frauen werden durch die Wechseljahre stärker dazu gezwungen, sich den Folgen der Alterung zu stellen. So ist das nun mal mit dem Älterwerden. Aber Sie wissen ja: Ein Oldtimer braucht manchmal Ersatzteile, aber wenn er gut gepflegt wird, kann man noch viele Jahre Freude an ihm haben, auch wenn er sich nicht mehr so rasant auf der Straße bewegt und an einigen Stellen der Lack erneuert werden muss.

Auch Männer bemerken um das 50. Lebensjahr herum oft Veränderungen, registrieren vielleicht, dass auch sie älter werden. Als Paar sollten sich die Gespräche intensiv mit dem beiderseitigen Altern beschäftigen. Man kann miteinander Lösungen für auftretende Probleme suchen, über die eigenen Ängste und Gefühle sprechen. Nähe schaffen, dem Partner Verständnis entgegenbringen und vermehrt gemeinsame Aktivitäten sowie Interessen pflegen.
Kommt er aber „plötzlich mit einer knallgelben, super engen Hose daher, trägt plötzlich sexy Unterwäsche, färbt sich die Haare, kauft sich das schnellste Auto, das es auf dem Markt gibt oder muss in einer Bikerjacke auf das Mofa steigen“, dann seien Sie beide wachsam!
Die Krise und die Angst vor dem Alter, vor dem Verlust der Attraktivität, Kraft, Energie, Arbeitsplatz, Gesundheit kann auch den Mann erwischen. Noch einmal jung sein, etwas erleben, auf den Putz hauen oder auch mal endlich das tun, was nicht gesellschaftskonform ist und all die Jahre unterdrückt wurde. Gegenseitiges Verständnis für Mann und Frau ist beziehungserhaltend.

Aber nein: So negativ sollten wir diesen Wechsel nicht sehen, kann er doch auch eine positive Lebenszeit einleiten. Also, wir haben keine „Krähenfüße“ um die Augen, sondern das sind unsere Lachfältchen. Unsere hängenden und weichen Brüste nähern sich unserer eigenen Mitte und zeigen den Füßen den Weg zu uns selbst. Die etwas runderen Hüften sind ganz tolle Handschmeichler, und unser Bauchring ist ein wunderbares, weiches Kissen, auf dem es sich so gut liegen lässt. Wenn Sie ein rotes Gesicht von einer Hitzewallung haben, sagen Sie sich einfach „ich habe gerade an etwas Heißes, Erotisches, Aufregendes gedacht“.
Wenn Sie stark schwitzen, können Sie sich die Sauna sparen, bei Merkschwierigkeiten helfen Zettelchen oder Listen. Vergessen Sie allerdings nicht, wo Sie sie hingelegt haben. Wenn Sie schlechte Laune haben, gereizt sind, bewegen Sie sich an der frischen Luft, gehen Sie spazieren und beachten Sie die kleinen Wunder der Natur. Schenken Sie den Wechseljahr-Symptomen nicht so viel Aufmerksamkeit. Akzeptieren Sie sie oder tun Sie etwas, nicht dagegen, sondern dafür, dass Sie besser damit umgehen können.

Übung:

Nehmen Sie einen Bleistift quer in den Mund – drücken Sie ihn etwas in die Mundwinkel (1 Minute). Die Muskeln des Gesichts schicken Nervenreize ans Gehirn und melden – es wird gelacht! Unser Gehirn kann nicht unterscheiden, ob der Reiz durch wirkliches Lachen oder durch diese Übung entsteht. Lachen macht gute Laune und verbessert die Stimmung. Lächeln Sie sich morgens im Spiegel an oder, wenn Sie sich bedrückt fühlen, lachen Sie so oft wie möglich, auch wenn es nur „gemacht" ist. Gehen Sie zum Lach-Yoga. Bei Schlafstörungen nutzen Sie die Zeit – eine geschenkte „Wachzeit". Lesen Sie ein Buch, machen Sie Kreuzworträtsel oder Handarbeit, aber bitte nicht Fernsehen, am PC oder Handy rumspielen oder in Grübeleien über die Unbill des Lebens verfallen. Das macht nur noch wacher und Sie können wohlmöglich gar nicht mehr einschlafen.

Erlernen Sie Entspannungsmethoden, die auch eine gute Wirkung auf andere Beschwerden und Symptome haben können:

- Autogenes Training
- Yoga
- Tiefenmuskelentspannung nach Jacobsen
- Hypnose
- Farb-Punktenspannung, Farbatmung
- Chakra-Entspannung
- Atemtechniken

Viele Entspannungsmethoden können Ihnen helfen, die Befindlichkeitsstörungen in den Wechseljahren zu minimieren. Doch nicht jede Methode ist für jeden Menschen gleich gut geeignet. Finden Sie heraus – Versuch macht klug –, welche Entspannungsmethode für Sie infrage kommt. Je öfter Sie üben, umso schneller stellt sich der Erfolg ein. Und der Erfolg bezieht sich nicht nur auf Beschwerden, sondern kann eine positive Wirkung auf Ihre ganze Lebensgestaltung haben.
Zu allen genannten Methoden finden Sie Kurse und Angebote, um diese zu erlernen.

Übung:
Bleiben Sie im Bett liegen, die Augen geschlossen. Nun „beamen" Sie sich gedanklich an den schönsten Ort der Welt, den Sie kennen, an dem Sie sich total wohl fühlen, Sie sich alleine und voller Freude und Gelassenheit ausruhen können. Es kann auch ein nicht realer Ort sein, wie eine weiche rosa Wolke, ein fliegender Teppich, ein Schlaraffenland, eine unbekannte Insel, ein eigenes Schloss oder ein Palast, ein Vogelnest. In der Fantasie ist alles möglich, nur schön und behaglich sollte es dort sein. Gestalten Sie diesen Ort mit allem, was Sie zum Wohlbefinden benötigen: Essen, Trinken, Sonne (bitte nie ins Wasser gehen), Strand, wunderbare Räume, mit Gold, Silber und Brokat ausgestattet. Auch eine Grotte oder Höhle in einem Berg, ein kleiner See, ein Raumschiff oder auf dem Rücken eines Elefanten. Alles, was Sie wunderschön fin-

den, ist möglich und dort vorhanden. Bleiben Sie gedanklich bei dem inneren Bild. Schmücken Sie es aus und genießen Sie es mit allen Sinnen. Wie fühlen Sie sich dort? Wie fühlt es sich an? Wie riecht es? Was hören Sie? Was spüren und sehen Sie? Wie schmeckt die Luft auf Ihren Lippen? Wie schmecken die Speisen, die Sie gedanklich zu sich nehmen (aber bitte nicht danach an den Kühlschrank gehen und futtern!)?
An diesem Ort gibt es nichts Schlechtes, es sei denn, Sie stellen es sich vor. Sie denken alles selbst und können bestimmen, was Sie denken wollen. Wenn Sie abschweifen, und das kann zu Anfang öfter geschehen – macht nichts –, fangen Sie von vorne an, oder dort, wo Sie die Gedanken an den Ort verloren haben. Mit etwas Übung können Sie später das innere Bild in ganz kurze Zeit aktivieren und sich dann in jeder Lebenslage in eine entspannte, friedvolle, positive Stimmung bringen.

Da der Kopf nicht mehrere Dinge zur gleichen Zeit denken kann, können Sie damit auch Grübelattacken entgehen und es sich einfach im Irgendwo gut gehen lassen, eine entspannte Zeit verbringen. Sie entscheiden immer, was Sie denken, denn kein anderer Mensch denkt mit Ihrem Kopf. Diese Übung eignet sich auch für den Alltag, bei allgemeinen Problemen, bei Kummer, Stress und körperlichen Erkrankungen. In diesem – Ihrem – Bild stellen Sie sich selbst immer mit den Eigenschaften vor, die Sie haben, verstärken oder neu entwickeln wollen, wie Sie es sich wünschen, wie Sie gerne sein und verhalten möchten. Wenn Sie abnehmen möchten, stellen Sie sich mit Ihrer Idealfigur vor, wenn Sie eine Prüfung vor sich haben, stellen Sie sich die Freude nach dem Bestehen vor, wenn Sie mehr Lust und befriedigenden Sex haben möchten, stellen Sie die inneren Bilder darauf ein und genießen Sie es.

Da viele Beschwerden und Probleme der Wechseljahre mit der inneren Einstellung zu sich selbst und dem Leben überhaupt zu tun haben, können Sie versuchen, eine positive Einstellung und mehr Selbstsicherheit zu entwickeln. Denken Sie in dieser „Wechsel-Zeit“ doch einmal daran, und schreiben Sie es sich eventuell auf, was Sie schon alles Positives und Schönes im Leben erreicht haben. Nicht meckern über Negatives. Das können wir alle gut. Schauen Sie zurück, und dann schauen Sie nach vorne. Welche Möglichkeiten ergeben sich in diesem neuen Lebensabschnitt? Dadurch können wir Energie aufbauen,

Sicherheit und Kraft gewinnen. Es mag sein, dass Sie nun viel mehr Freiheiten haben, als in den 20/30 Lebensjahren davor. Sie können den Alltag verändern, neue Rituale entwickeln und die bislang eingefahrenen Wege verlassen. Manchmal denken wir daran, wenn wir älter werden, dass uns ja nun weniger Lebenszeit zur Verfügung steht. Nutzen Sie diese Zeit für sich selbst. Tun Sie die Dinge, die Sie immer schon einmal machen wollten. Finden Sie heraus, welche verborgenen Fähigkeiten Sie noch in sich tragen, welche Möglichkeiten Sie entwickeln können, Ihr Leben freudvoll zu genießen. Verschwenden Sie keine Zeit mit Dingen, die Sie langweilig finden und Sie nicht interessieren. Meinen Sie nicht, Sie müssen das tun, was andere von Ihnen erwarten. Seien Sie liebevoll zu sich selbst – aber auch zu Ihren Mitmenschen. Wenn Sie Lust auf ein Ehrenamt haben, suchen Sie sich eines, was zu Ihnen und Ihren Fähigkeiten passt. Stärken Sie Ihr Selbstwertgefühl. Seien Sie sich selbst viel Wert. Verabschieden Sie sich von Putznormen, ob Haus oder Auto. Nutzen Sie Ihre Energie zum Entdecken neuer Hobbys – ob es Klavierspielen, Angeln, Segelfliegen, Reiten, Skifahren, Wandern, Studieren oder kreative Aktivitäten sind.

Wenn Sie Lust auf Weiterbildung haben, wird es sicher möglich sein, ein geeignetes Angebot zu finden. Haben Sie Lust, in die weite Welt zu reisen, lernen Sie Sprachen. Wollen Sie Ihr Sexualleben erweitern, nutzen Sie ebenfalls entsprechende Möglichkeiten. Machen Sie den Motorradführerschein oder helfen Sie im Tierheim. Es gibt

viele Möglichkeiten, sich selbst zu verwirklichen, ohne die Mitmenschen zu vernachlässigen. Vernachlässigen Sie sich selbst aber auch nicht, sondern achten Sie auf ganz geheime Wünsche. Sie haben das Recht, Sie zu verwirklichen, und die Wünsche haben ihre Berechtigung. Werden Sie unabhängiger, auch von eigenen Vorurteilen, Vorstellungen, wie etwas zu sein hat, von Rollen und Normen, die Sie bisher gelebt und erfüllt haben. Und: Vergessen Sie Ihre Freunde nicht. Lassen Sie, wo es möglich ist das „ich muss ...“ weg.
Oder schmeißen Sie beispielsweise eine Dessous-Party. Wenn Sie es mögen und sich vorstellen können, brechen Sie aus Ihrer gewohnten Rolle aus. Werden Sie selbstständig und aktiv. Sie selbst sind dafür verantwortlich, aus Ihrer kommenden Lebenszeit das Beste für sich (und eventuell andere) herauszuholen. Auch wenn Sie sich einmal energielos fühlen, denken Sie nicht daran, wie schlapp und müde Sie sind, sondern raffen Sie sich auf, aktiv zu werden und etwas zu tun. Natürlich ist das nicht immer leicht, wird auch manchmal nicht gelingen. Denken Sie daran: Sie tun es nur für sich! Was nützt ein klinisch getesteter Haushalt, wenn Sie am Abend trübsinnig in Ihrem Bett liegen, kaputt vom Putzen und sexuell unlustig sind. Respektieren und vertrauen Sie sich, ihren Gedanken, Ihren Gefühlen und suchen Sie sich Vorbilder, die Sie motivieren können, Ihre eigenen Ziele zu erreichen.

Jetzt denken Sie vielleicht, wie das alles gehen soll. Ja, aber: Wir können für alles ein Aber erfinden, das uns ein Alibi gibt, nichts zu tun, Veränderungen zu vermeiden. Auch, wenn es nicht immer leicht sein mag, es lohnt sich, sein Leben selbst in die Hand zu nehmen.

Natürlich muss geputzt, die Wäsche gebügelt, der Balkon oder Garten auf Vordermann gebracht werden. Partner, Kinder, Eltern, Freunde – bei aller Selbstverwirklichung – sollten ihren Anteil an unserer Aufmerksamkeit erhalten. Und – wir können sie mit einbeziehen, wenn wir unsere Lebenseinstellung, unseren Alltag und unsere Veränderungen vornehmen wollen. Auch hier ist Reden Gold und Schweigen kann sich zu einem großen Misthaufen, sprich, Missverständnissen entwickeln. Wenn sich ein Mensch verändert, muss sich seine Umgebung oft auch verändern, was manchmal unbequem ist und zu Auseinandersetzungen führen kann.

Also setzen Sie sich nicht auseinander, sondern miteinander zueinander.

Betonen Sie das Gemeinsame, das Positive und die Vorteile, nicht das Negative. Sicher kann es sein, dass Sie auf Unverständnis stoßen. Rechtfertigen Sie sich nicht, sondern suchen Sie den Austausch. Erklären Sie (wenn Sie wollen), warum dieses oder jenes für Sie zur Zeit wichtig ist. Sprechen Sie über Ihre Ängste und Gefühle. Seien Sie

offen, auch für andere Meinungen, aber lassen Sie sich nicht „reinreden“ oder etwas ausreden, nur, weil es den anderen nicht passt, und deren Bequemlichkeit stören könnte. Hinterfragen Sie die gut gemeinten Ratschläge.
Veränderungen machen oft Angst, weil man nicht voraussehen kann, wie sie sich auswirken. Altes und Bekanntes schafft Sicherheit. Aber für Ihr eigenes Leben gibt es eben nicht immer ein Netz oder doppelten Boden.
Seien Sie mutig, den Weg zu sich selbst zu suchen und zu gehen. Bleiben Sie nicht stehen. Unbeweglichkeit ist mit dem Leben nicht vereinbar. Selbst Pflanzen, die auf einem kleinen Fleck stehen, sind innerlich in Bewegung, wachsen, bedienen sich der Elemente und wenden sich der Sonne zu.

Erfolgreiche Menschen wagen das Risiko, mit dem Risiko, dass mal etwas daneben gehen kann.
Wenn etwas nicht klappt, wie Sie es sich vorstellen, verzagen Sie nicht. Sie haben auf jeden Fall eine positive Erfahrung – und nicht einen Fehler – gemacht, denn Sie wissen nun, was oder wie etwas nicht geht. Suchen Sie einen neuen Weg. Stehen Sie, auch vor sich selbst, zu so einer Erfahrung. Auch Kleinkinder lernen laufen, indem sie nach jedem Fall auf den Po wieder aufstehen und es erneut versuchen. Eine neue Sprache kann man auch nicht in vier Wochen lernen. Und – zu lernen, wie Sie Ihr Leben leben wollen, zeigt Ihnen auch keiner. Sie müssen es schon selbst herausfinden.

Übung:

Stellen Sie sich eine Rasenfläche oder Wiese vor, über die Sie täglich einen Trampelpfad zu Ihrem Ziel gehen. Dort kennen Sie mit der Zeit jeden Stein, jedes Kaninchenloch oder jeden Maulwurfshügel. Sie fühlen sich auf diesem Weg sicher, und es gibt selten eine Überraschung.

Nun versuchen Sie einmal gedanklich, einen neuen, anderen Weg zu gehen. Dort kennen Sie sich nicht aus. Es können „Gefahren“ drohen. Sie könnten in einen Kuhfladen treten, eine Diestel könnte Sie stechen, ein Graben versperrt Ihnen den Weg oder eine Spinne wirft ihre Netze aus. Wenn Sie etwas Unbekanntes und Angstmachendes entdecken, fliehen Sie schnell auf den alten Weg zurück, weil er ja so sicher ist. Versuchen Sie aber, diesen neuen Weg, auch wenn er erst einmal Angst macht, weiterzugehen. Seien Sie mutig. Gehen Sie vorwärts, dann werden Sie Ihr Ziel erreichen. Trampeln Sie sich einen neuen Pfad. Mit der Zeit werden Sie ihn für sich ausgetreten haben, und der alte Weg kann langsam zuwachsen. Man wird ihn zwar immer noch erkennen, denn dort ist der Bewuchs etwas anders, aber nun haben Sie sich an den „neuen Weg“ gewöhnt, benutzen ihn, wie selbstverständlich, ohne Angst, kennen alle Hindernisse und sehen vielleicht, wie schön es dort ist und wie leicht Sie nun an Ihr Ziel kommen. Entdecken Sie, was dieser neue Weg Ihnen alles zu bieten hat, was sich am Wegesrand für neue und unbekannte Dinge zeigen und auf Sie warten.

Dieses Bild symbolisiert auch die Abläufe im Gehirn, wenn wir etwas Neues lernen, sich neue Verbindungen zwischen den Nervenzellen bilden. Fast jede Verhaltensänderung (Rauchen) läuft so ab, mit Gefühlen von Angst, Unsicherheit und auch oft Mutlosigkeit. Wenn wir also in den Wechseljahren zwangsläufig neue Wege suchen, finden und gehen müssen oder wollen, so geht auch das nicht immer so ganz einfach. Wir müssen uns erst, nachdem das Ziel klar ist, an ein neues Verhalten herantasten, lernen und gewöhnen. Mit der Sexualität ist es genauso. Veränderungen brauchen Mut und Zeit, aber glücklicherweise ist unser Gehirn fähig, ein Leben lang zu lernen, auch, wie „guter Sex“ – was immer Sie darunter verstehen – geht. Sie wissen ja: Unser Gehirn ist unter anderem unser bestes „Sexualorgan“.

Was kann helfen?

Bei Beschwerden in den Wechseljahren kann man sich mit alternativen „Behandlungsmethoden“ ganz gut helfen oder helfen lassen. Nur bei einem wirklich sehr starken Leidensdruck wird eine ärztlich verordnete, medikamentöse Unterstützung nötig sein.

Wie schon gesagt – Bewegung ist alles. Ohne Bewegung gibt es kein Leben. Körperliches Training hat auch immer Einfluss auf unsere geistige Verfassung. Bewegter Körper – beweglicher Geist. Die Stimmung verbessert sich. Durch die Bewegungen werden „Glückshormone“ im Körper ausgeschüttet, und die geistige Aufnahmefähigkeit verbessert sich. Herz-Kreislauf-Stärkung, Muskelkraft, Knochen, Immunsystem, besserer Schlaf, bessere Beweglichkeit der Gelenke, bessere Sauerstoffversorgung des Körpers – alles Vorteile von einem körperlichen Fitness-Training. Es muss nicht immer Arnold Schwarzenegger als Vorbild dienen. Man kann sich auch im Sitzen bewegen, und damit meine ich nicht nur das Kopfnicken oder -schütteln. Eine halbe Stunde flottes Gehen ist besser, als den ganzen Tag auf dem Sofa zu liegen!

Welche Art der Bewegung Sie sich aussuchen, hängt von Ihren eigenen Möglichkeiten ab. Wichtig: Es muss Spaß machen! Denken Sie nur „Sport ist Mord“, dann suchen Sie sich etwas, was nicht nach Sport aussieht. Bewegen können Sie sich auch beim Fensterputzen, Autowaschen,

Treppensteigen, bei Gartenarbeit. Oder Sie legen Ihre Lieblingsmusik auf und hotten mal drei Minuten ab. Auch beim Minigolf können Sie sich bewegen, oder gehen Sie zu Fuß einkaufen (wenn Sie nicht zu schwer tragen müssen). Kann ja auch sein, dass Ihr Sportverein gute Angebote hat. Dort können Sie außerdem nebenbei neue Kontakte knüpfen und auf interessante sowie interessierte Mitmenschen stoßen. Auch Hormon-Yoga, Tai Chi und Qigong haben positive Wirkungen auf Körper, Geist und Seele.

Naturheilkundlich gedacht, werden nicht die einzelnen Symptome behandelt, sondern der ganze Mensch, der ganze Körper – nicht nur seine Teile, auch die seelische und geistige Verfassung, die Selbstheilungskräfte werden bei der Behandlung mit einbezogen.

Aromatherapie

Über die Nase und Riechrezeptoren haben wir einen sehr direkten „Draht“ ins Gehirn, auch zu den Bereichen, die für unsere Gefühle zuständig sind. Dementsprechend können durch Düfte Gefühle und Erinnerungen angeregt werden. Die Duftvorliebe ist mitentscheidend für die Wirksamkeit.
Wenn Sie nicht nur die Wohlgerüche Arabiens lieben, sondern sich gerne mit Duftstoffen umgeben, kann die Aromatherapie, also die Verwendung von reinen, hochkonzentrierten ätherischen Ölen, Sie unterstützen. Nicht nur zur Anregung in der Sexualität und Erotik, sondern auch für andere Beschwerden – ob körperlich oder seelisch-geistige Probleme– können Sie die Aromatherapie für sich und Ihr Wohlbefinden anwenden. Die Moleküle der dringen tausendmal schneller in die Haut ein, als Wasser. Sie gelangen dann in die feinsten Blut- und Lymphgefäße und dann in den Blutkreislauf, dadurch in den gesamten Körper und an ihren „Wirk-Ort“.
Doch Vorsicht – nicht jeder Mensch verträgt jeden Duft und manche können mit einem Krampf des Kehlkopfes auf starke Duftstoffe reagieren. Sie sollten sich von einer geschulten Fachkraft beraten lassen, denn diese Substanzen können auch Nebenwirkungen hervorrufen, allergisch wirken, sogar zu vermehrten Beschwerden bis hin zur Vergiftung führen. Sie sollten genaue Kenntnisse

erwerben, wie und in welcher Form die ätherischen Öle, speziell bei Ihren Problemen, hilfreich eingesetzt und angewendet werden können.
Zum Beispiel können Pfefferminze oder Lavendel Kopfschmerzen lindern, Lavendel auch beruhigend und ausgleichend wirken. Rosenöl hebt die Stimmung, Rosmarin aktiviert und vertreibt Müdigkeit, ebenso Basilikum.

Geschichte:

Eine Frau ist auf dem Land aufgewachsen. Die Großmutter, bei der sie wohnten, hatte einen großen Garten mit vielen Heilkräutern. Es wurde viel selbst eingemacht, und es wurden für den Winter Heilpflanzen zur Behandlung von minderschweren Erkrankungen gesammelt und bevorratet.
Im Haushalt lebten auch zwei kleine Mädchen und eben die sehr garstige, alte Oma (sie war oft ungerecht zu den Kindern, schlug und keifte, meckerte den ganzen Tag und verbreitete Angst und Schrecken). Die Kinder hatten nur ganz schreckliche Erinnerungen an sie. Diese alte Frau sammelte immer sehr viel Lavendel, trocknete ihn, legte ihn zwischen ihre Wäsche und hängte Lavendelsäckchen in die Kleiderschränke. Dementsprechend duftete sie selbst und auch ihre Bekleidung immer leicht nach Lavendel.
Nun kommt eines der damals kleinen Mädchen, heute eine erwachsene Frau, mit klimakterisch bedingter Unruhe und Schlafstörungen zur Beratung. Würde man ihr nun zur Beruhigung ein ätherisches Lavendelöl oder einen Lavendeltee anbieten, so könnten durch den Duft im Gehirn Erinnerun-

gen und Gefühle an die böse Großmutter aktiviert werden, die dann sicherlich nicht beruhigend wirken, sondern das Gegenteil hervorbringen. Dieser Duft kann in der Erinnerung der Frau mit der garstigen Großmutter verknüpft werden und wäre daher absolut nicht zur Behandlung geeignet. Verwenden Sie also nur Essenzen, deren Duft Ihnen angenehm ist.

Homöopathie

Homöopathische Mittel werden immer nach der Person und deren Konstitution ausgewählt. Man sagt: Gleiches heilt Gleiches. Gehen Sie zu einem guten Homöopathen, der durch die Auswahl des richtigen Mittels das Gleichgewicht des Körpers, die Stärkung des Allgemeinbefindens, die positive Einstellung zu den Wechseljahren und zu Ihrem Leben unterstützen kann. Zum Beispiel wirken homöopathische Mittel wie Lachesis bei Hitzewallungen, Herz, Kreislauf und trockener Haut. Aristolochia clematitis (weibliche Geschlechtsorgane, Harnwege) ebenfalls bei aufsteigender Hitze, zusätzlich bei Nachtschweiß. Cimicifuga wirkt auf weibliche Geschlechtsorgane, Nervensystem, Magen-Darm-Trakt und den Stütz-Bewegungsapparat.

Phytotherapie, Heilpflanzenmedizin

Die Pflanzenheilkunde ist eine der ältesten Therapiemöglichkeiten der Welt. Viele Pflanzen sind noch nicht ausreichend erforscht, aber die jahrhundertelange Erfahrung zeigt die den Pflanzen zugeschriebene Wirkung. Auch bei dieser Behandlung ist es wichtig, nach den versteckten Ursachen einer Erkrankung und deren Symptome zu suchen, wenngleich es natürlich auch Mittel gibt, die speziell für bestimmte Symptome geeignet sind. Die Anregung der Selbstheilungskräfte und die Stärkung des allgemeinen Gesundheitszustandes stehen neben der Behandlung von Beschwerden im Vordergrund. Die Pflanzen können auch gut eingesetzt werden, um eine moderne schulmedizinische Behandlung zu ergänzen. Es ist allerdings nicht mit „ich koch mir mal ein Teechen“ getan! Pflanzliche Mittel sind sehr wirksame Arzneien, zum Glück oft mit wenig Nebenwirkung.
Um die richtige Auswahl zu treffen, ist es wichtig, sich fachlich beraten zu lassen. Es gibt nämlich tatsächlich bei manchen Pflanzen Einschränkungen, die Frau wissen muss. Alter, Gewicht, andere Erkrankungen müssen berücksichtigt werden, ebenso Allergien, Unverträglichkeiten und Abneigungen, Nebenwirkungen oder Wechselwirkungen mit anderen Medikamenten. Also immer: „... und fragen Sie Ihren Behandler (Ärztin oder Heilpraktikerin) oder Ihren Apotheker.“

Geschichte:

Ein junger Mann lag in der Kindheit längere Zeit im Krankenhaus. Zur Beruhigung bekamen die Kinder am Abend immer Kamillentee zu trinken. Die Erinnerung an die Schmerzen, das Alleinsein, die Ängste und kindlichen Nöte sind mit dem Geruch und Geschmack des Kamillentees verbunden und im Unbewussten gespeichert. Wie auch in der Aromatherapie sind der Duft und in diesem Fall auch der Geschmack mit dem negativen, traumatischen Erlebnis verknüpft und können jederzeit dadurch wiedererinnert werden. Dieser Mensch wird nicht positiv auf die Kamille als Medikament oder Tee reagieren. Es kann sogar sein, dass sich durch das negative Geschehen in der Vergangenheit kein Heilerfolg erzielen lässt.

Die Pflanzenheilkunde eignet sich nur bedingt zur Selbstanwendung. Genaue Kenntnisse über die Wirkung und Anwendung der einzelnen Pflanzen sind entscheidend für den Heilerfolg.

Dosierung, Anwendung, Nebenwirkung, Dauer der Einnahme und Einnahmezeit sind wichtige Kenntnisse, die dann hoffentlich zur Genesung oder zur Linderung der Symptome führen. Heilpflanzen sind teuer, aber kaufen Sie sie trotzdem nur in der Apotheke, denn dann können Sie einigermaßen sicher sein, dass Sie medizinisch wirksame und geprüfte Ware bekommen.

Beispiele:

- Mönchspfeffer/Keuschlamm (Vitex agnus-castus): wirkt hormonregulierend, beruhigend
- Rotklee (Trifolium pratense): wirkt krampflösend, harntreibend, sind östrogenhaltig (hilft bei Östrogenmangel)
- Traubensilberkerze (Cimicifuga racemosa): wirkt schmerzstillend, regulieren Wehen

Phytochemie, pflanzliche Sexualhormone, sind in Granatapfelkernen (östrogenähnliches Hormon), Kleearten, Rhabarber (sibirischer, türkischer Rhabarber) und Blättern unserer Möhren enthalten.

Chinesische Therapie

Verschiedene Formen der Akupunktur können eine sehr gute Unterstützung bei Wechseljahrproblemen bewirken. Die Annahme, dass unsere Lebensenergie durch bestehende Kanäle, Meridiane, fließt und wir das Yin und Yang in eine Balance bringen müssen, ist unter anderem die Basis der Behandlung. Energiestau und Blockaden sollen gelöst und der Energiefluss wieder hergestellt werden. Eine Erkrankung wird nicht nach unserer wissenschaftlichen Auffassung diagnostiziert, sondern nach den Kriterien der Chinesischen Medizin, wie sie unter anderem in der nachstehenden Tabelle zu finden sind. Doch auch viele andere Dinge werden mit einbezogen. Balancieren Sie Ihre Energie, Yin und Yang sollten möglichst im Gleichgewicht sein, damit Sie gesund bleiben.

Yin und Yang

YIN ♀		YANG ♂	
Frau weiblich	Dunkel, blau	Mann männlich	Hell, rot
	absteigend		aufsteigend
innen		außen	
	Winter		Sommer
unten		oben	
	Tod		Geburt
weich		hart	
	Wasser		Feuer
sanft		kämpfe- risch	
	nass		trocken
passiv		aktiv	
	kalt		heiß
negativer Pol		positiver Pol	
	Blut		Chi
empfangen		erzeugen	
	Körperin- neres		Körperober- fläche
zusammen- ziehen		ausdeh- nen	
	vollendet die Form		bewegt das Chi

introvertiert	extrovertiert
Intuition	Intellekt
emotional	rational
Materie	Energie
Körper	Geist
Leere	Fülle
ausatmen	einatmen
Loslassen	Auffüllen
dick	dünn
langsam	schnell
Ruhe	Bewegung
ruhig	Erregung
verhalten	laut
ansammeln	umwandeln
Kind	Eltern
Erde	Himmel
Mond	Sonne
Nacht	Tag

Wenn Sie beispielsweise eine Entzündung am Bein haben, wird das Gewebe heiß, rot und fest sein (Fülle, Hitze, hart, aktiv, Trockenheit, zu viel Chi). Das deutet auf ein zu starkes Yang hin. Sie brauchen dann mehr Yin, um es wieder auszugleichen (Kälte, Nässe, Ruhe). Sie könnten also beispielsweise kalte Umschläge machen, das Bein hochlegen, sich wenig bewegen. Dies ist aber nur ein unvollständiges Beispiel, um aufzuzeigen, wie in der chinesischen Medizin diagnostiziert werden kann. Natürlich kommen noch weitere Kriterien hinzu, um eine Erkrankung zu behandeln.

Weitere Anwendungen

Ähnlich der Akupunktur ist die Akupressur. Hierbei werden der Körper und die Seele mit entsprechenden Druck-Punkt-Massagen wieder ins Gleichgewicht geführt. Akupressur eignet sich auch, nach fachgerechter Unterweisung, für die Selbstbehandlung.
Gute Erfolge bei Befindlichkeitsstörungen zeigen sich ebenfalls durch Hydro-Therapie, also Wasseranwendungen. Bäder, Teilbäder, Sitzbäder und Dampfbäder können gut zu Hause angewendet werden.
Sehen Sie die Wechseljahre nicht als Anfang von einem Ende an. Achten Sie auf sich. Seien Sie zufrieden und stolz auf Ihre körperlichen und geistigen Fähigkeiten. Sorgen Sie für Ihre Gesundheit und Ihr Wohlbefinden. Essen Sie gesund – und weniger – oder stellen Sie die Ernährung um. Genießen Sie Ihr Leben, denn es gehört Ihnen. Lernen Sie, mit Stress, Ärger, Belastungen besser umzugehen. Bleiben Sie ruhig und entspannt und entwickeln oder bewahren Sie sich eine positive Lebenseinstellung.

Lebensjahre

Mit 10 dachte ich, mit 12 bin ich groß.
Mit 20 dacht ich, was mach ich hier bloß.

Mit 30 war das Leben nicht schön,
dachte, wie wird es wohl weitergehen?

Mit 40 hat' ich die „Hälfte“ dann rum,
und fühlte mich manchmal immer noch dumm.

Mit 50 noch mal Neues erleben,
dem Leben eine Chance geben.

Mit 60 nun, als ält're Frau,
ich mir doch immer mehr vertrau'.

Mit 70, ja, das weiß ich noch nicht,
seh' ich dann im Tunnel das Licht?

Ganz klar im Kopf mit 80 sein,
das wäre doch für alle fein.

90 werden nur wenige Leute.
Was soll's – ab nun genieß' ich das Heute!!!

Alter

Wir werden ständig älter – von der Empfängnis bis zum Tod – mit jedem Bruchteil einer Sekunde. Oft haben wir lange Zeit unseres Lebens damit verbracht, für andere da zu sein, andere zu versorgen. Wir haben versucht, so zu sein, wie uns unsere Umwelt haben wollte, dabei aber oft vergessen, wer und wie wir selbst sind, wie wir leben wollen.

Wenn wir älter werden, wird auch unser Körper älter, und manche Funktionen verändern sich. Die Hormonproduktion verringert sich, so nimmt die Testosteronausschüttung bei Männern ab etwa dem 40. Lebensjahr langsam ab, bei den Frauen das Östrogen. Manche Männer haben kaum oder wenig Probleme damit, andere wiederum bekommen Erektionsschwäche oder gar Impotenz. Der Schwanz wird nicht mehr so steif und fest wie in jüngeren Jahren. Die psychogene Erektion – also durch die Gedanken – nimmt nach und nach ab, die sexuelle Stimulation muss dann intensiv, oft länger und stärker ausfallen, damit eine festere Erektion zustande kommt. Funktioniert die Erektion nicht mehr durch die üblichen Stimulationen, wie ein junger Mann sie hatte (oft auch in unpassenden Momenten), denken Sie nicht, Sie seien jetzt impotent. Es ist ein ganz natürlicher Vorgang, dass nicht mehr jedes freizügige Bild, nicht jede Vorstellung, nicht jeder Flirt, zu einer schnellen Erektion führt. Ähnlich wie bei den

weiblichen Wechseljahren beginnt dieser Prozess oft schleichend und sollte, wenn Sie darum wissen, kein Drama sein. Es ist halt eine natürliche Veränderung, die durch das Älterwerden hervorgerufen wird. Der Penis tut nicht mehr das, was der Mann will – er lässt ihn im Stich. Vielen Männern ist das peinlich, und sie vermeiden aus Angst vor der Pleite den sexuellen Verkehr.
Die Frau kann durch die schwächer werdende Potenz des Mannes ebenfalls sexuelle Unlust entwickeln. Beide überfallen eventuelle Versagensängste und Minderwertigkeitsgefühle. Die nicht mehr vorhandene Erektion muss nicht bedeuten, dass der Mann keinen Sex mehr möchte, aber er ist nicht mehr so frei in seiner Entscheidung. Der Kopf will ja – doch das Fleisch ist schwach.
Sprechen Sie miteinander darüber. Reden Sie über Ihre Ängste und tun Sie etwas. Verändern Sie beispielsweise das sogenannte Vorspiel. Benutzen Sie Hilfsmittel und seien Sie liebevoll zu Ihrem Körper, der Ihnen so viele Jahre ohne Probleme (hoffentlich) Lust bereitet hat.

Für einige Männer (und auch Frauen) mag es auch sein Gutes haben, wenn es nicht mehr zur Erektion kommt. Sie müssen sich dann nicht mehr dem oft unbewussten Druck aussetzen, optimal zu funktionieren, keine Leistung mehr bringen, keinen tollen Hecht oder Hengst mehr darzustellen. Vergleichen Sie Ihre sexuellen Aktivitäten nicht mit der Sexualität, die Sie in jüngeren Jahren hatten. Denn befriedigende Sexualität, eben anders, können sie

auch mit 95 Jahren noch erleben, so Sie denn so alt werden. Da sich die Reizschwelle des Penis mit dem Alter verändern kann, haben Männer oft das „Glück“, dass sich die Erektionsdauer verlängert, der Geschlechtsverkehr nicht so schnell vorüber ist und sich der Samenerguss hinauszögert!
Wenn es aber nach und nach dazu kommt, dass sich keine Erektion mehr einstellt, sollte Mann auf Ursachenexkursion gehen. Manche Erkrankungen oder Medikamente können der Grund für die Impotenz sein, zum Beispiel Antidepressiva, Schlaf- und Beruhigungsmittel, Neuroleptika, Kortison, Gicht- und Parkinsonmedikamente, Blutdruck- oder Entwässerungstabletten, Herzmedikamente und natürlich auch Drogen wie Alkohol, Kokain, Morphin sowie Nikotin. Sprechen Sie mit Ihrem behandelnden Arzt. Gehen Sie zum Urologen oder Männerarzt. Manchmal kann man auch die Nebenwirkungen eines Medikamentes verringern, indem man ein anderes Präparat einsetzt oder versucht, eine optimalere Behandlung der Beschwerden zu erreichen. Denken Sie nicht, dass Ihr Sex-Leben nun beendet ist.

Bauen Sie Ihr Selbstvertrauen wieder auf. Vertrauen Sie wieder Ihrem Körper, Ihrem Penis. Lassen Sie sich nicht verunsichern von einem unsensiblen Gegenüber. „Arbeiten“ Sie für und an sich, damit Sie wieder eine lustvolle, aber eventuell andere Sexualität erleben können.

Es mag auch sein, dass ein Besuch im Schlaflabor hilft, um herauszufinden, ob es nächtliche Erektionen oder auch Atemaussetzer gibt. Bemerken Sie nächtliche Erektionen selbst, sind sie vorhanden, ist das ganz natürlich, gesund und wichtig für den Körper. Es deutet eher darauf hin, dass die Erektionsprobleme psychischer Natur sind. Wenn Sie nachts Erektionen haben, vertrauen Sie auf den Tag. Wenn nicht, sollten, bei entsprechendem Leidensdruck, weitere Untersuchungen folgen. Auch eine Penispumpe oder Injektion sind mögliche Hilfsmittel – nicht zu vergessen die kleinen, teuren, blauen „Rauten-Pillen".

Sexualität im Alter wird getragen von Gelassenheit, Sinnlichkeit, Vertrauen, Nähe und Bindung. Die Beziehungen sollten nicht zu einer verkehrsberuhigten Zone werden, sollten nicht nur in scheinbarer Harmonie und Symbiose versinken, denn das lähmt und tötet sowohl die Erotik als auch die Sexualität. Sex setzt Glückshormone (Endorphine) frei, stärkt und erhält die körperliche Fitness, die seelische Ausgeglichenheit und das allgemeine Wohlbefinden sowie die Gesundheit.

Geschichte:

Ein Mann fährt mit überhöhter Geschwindigkeit durch einen Ort. Eine Polizeistreife bemerkt es und verfolgt das Auto. Als der Fahrer gestoppt wird, fragt ihn die Polizei, warum er zu schnell gefahren sei. Er erklärte den staunenden Polizisten, dass er eine von diesen kleinen blauen Pillen geschluckt hätte und nun schleunigst in ein Bordell in der Nähe fahren müsse, weil die Wirkung in einer halben Stunde eintreten würde. Und da die Pillen teuer seien, wäre es doch schade, wenn die Wirkung verpuffe, und er nichts davon habe.

Es ist nicht bekannt, wie hoch der Strafzettel ausgefallen ist (Frage, ob die Polizisten Männer waren, die eventuell viel Verständnis aufbringen konnten) ... und ob die Polizei ihn lange aufgehalten hat. Wenn Sie nächstes Mal die Lust überfällt, fahren Sie lieber nicht zu schnell, es könnte teuer werden.

Verändern Sie im Alter auch Ihr Sex-Verhalten. Wenn Sie morgens potenter sind, verabreden Sie sich zum Morgensex. Mann muss nicht vorher frühstücken, wenn gerade die Hormone dem Schwanz das Aufstehen gebieten. Zähneputzen wäre allerdings vorteilhaft, denn Mundgeruch kann sehr lusttötend für das Gegenüber sein. Also, es gibt keinen Grund, die Sexualität auf das „Gute-Nacht-Küsschen" zu beschränken. Nehmen Sie sich Zeit füreinander. Außerdem sind wir am Abend, wenn wir den Tag mit Aktivitäten gefüllt haben, oft zu müde, um uns noch stundenlang auf Sex konzentrieren zu können.
Schläft man schon beim Tatort ein und das nicht, weil er langweilig ist, ist man einfach müde und braucht Schlaf. Mit dem Schlaf ist das ja auch so eine Sache. Viele ältere Männer und Frauen schlafen schlechter ein oder können nicht durchschlafen. Und: Haben Sie einen Waldarbeiter oder einen Schnarchsack neben sich im Bett, ist das nicht besonders lustig. Der Schnarcher merkt ja meist nichts von seinem Gesäge, und Sie liegen daneben, können nicht schlafen und ärgern sich, werden wütend und sauer. Die sexuelle Stimmung ist auf dem Nullpunkt. Gehen Sie stiften. Nächtigen Sie in einem anderen Raum. Wie wäre es mit getrennten Schlafzimmern? Abgesehen davon, dass beide Personen gesundheitliche Probleme durch schlechten Schlaf bekommen können, kann es sehr reizvoll sein, sich zum Sex in einem anderen Bett zu verabreden und sich gegenseitig, abwechselnd zu besuchen. Wohlgemerkt, nicht jede zärtliche Geste muss eine Aufforderung

zum Geschlechtsverkehr sein. Kuscheln schafft Nähe – Nähe schafft Bindung.
Wenn die Augen eine Brille brauchen, die Ohren ein Hörgerät, die Zähne auch außerhalb des Mundes geputzt werden können, denken viele ältere Menschen, Sie sind nicht mehr attraktiv und zu alt für Sex. Sie geben ihre Sexualität auf. Man „tut" es nicht mehr. Die sexuellen Funktionen lassen im Alter nach, sind aber nicht auf einen anderen Kontinent verzogen. Mit einer Brille können Sie ja auch noch die Zeitung lesen und den Partner betrachten, mit einem Hörgerät noch Musik oder zärtliche Worte hören. Mit Hüft- oder Knieprothesen können Sie auch schwimmen oder tanzen, zumindest wieder gehen, und dann eben beim Sex Positionen einnehmen, die den Körper nicht so belasten. Mit falschen Zähnen kann man auch noch einen Keks oder Ohrläppchen knabbern. Nach einem Herzinfarkt können Sie sich ebenfalls immer noch sexuell betätigen. Ein moderater Geschlechtsverkehr ist keine größere Belastung als zwei bis drei Treppen zu ersteigen. Gehen Sie zum Reha-Sport und machen Sie sich wieder fit. Verwerfen Sie negative Gedanken, Ängste. Besprechen Sie die körperliche Belastbarkeit mit Ihrem Arzt – nicht mit dem Apotheker. Versagen Sie sich nicht Ihre sexuellen Gefühle. Genießen Sie die neuen, anderen Möglichkeiten, sexuell aktiv zu sein.

Ist allerdings ein Partner pflegebedürftig, wird es sicher nicht immer unbedingt Priorität haben, sich sexuell zu betätigen. Oft ist die pflegende Person erschöpft und hat keine Kraft für die Sexualität. Es kann aber auch sein, dass die erkrankte oder zu pflegende Person Sexualität leben möchte, es allerdings vielleicht nicht ausdrücken kann oder selbst körperlich nicht dazu in der Lage ist.

Es bedarf großer Aufmerksamkeit, für beide, mögliche Ausdrucksformen für sexuelle Wünsche und Aktivitäten zu erkennen und zu entwickeln. Wenn Sie alleine leben, ist es wichtig, sich nicht zu isolieren. Raffen Sie sich auf. Unternehmen Sie etwas mit anderen Menschen. Sportvereine, Senioren-Clubs, Altentagesstätten sind Orte, an denen Sie andere Menschen und auch eventuelle Sexpartner kennenlernen können. Oft steht dabei erst einmal nicht die Sexualität im Vordergrund, sondern das Zusammensein. Gemeinsamkeiten, dem Alleinsein entfliehen. Das ist okay, aber es ist auch okay, sich mit 70 noch einmal zu verlieben oder sich eine neue Beziehung aufzubauen, wenn auch unter anderen Bedingungen und Voraussetzungen. Gehen Sie dorthin, wo Ihre Interessen liegen, was Sie körperlich schaffen können, woran Sie Freude haben und nette Menschen zu treffen sind.

Das Alter

Ich hab' Haare in der Nase und ein wabbeliges Kinn.
Ja, ich komme in die Jahre, weil ich etwas älter bin.

Meine Augenlieder hängen und die Wimpern fallen aus,
und ich überleg' nicht lange: ja, ich sehe älter aus.

Tränensäcke unter Augen, Falten um den Mund herum,
brüchig sind die Fingernägel und der Rücken
wird schon krumm.

Alle Haare werden dünner und der Glanz ist auch dahin,
und die Haut wird sehr viel schlaffer,
weil ich nicht mehr 18 bin.

Brücken, Kronen und Geschiebe
habe ich in meinem Mund,
und die Augen brauchen Gläser,
sind auch nicht mehr so gesund.

Dicke Polster an den Hüften und 'ne Rolle an dem Bauch,
Dellen an den Oberschenkeln – Besenreiser hab' ich auch.

Hallux valgus macht mir Schmerzen,
und mein Rheuma plagt mich sehr,
hab Probleme mit dem Herzen,
auch viel Kraft hab' ich nicht mehr.

Doch, ihr Leute, lasst mich sagen:
Mir geht's trotzdem richtig toll,
habe keine Lust zum Klagen,
denn mein Leben ist recht voll.

Scheint die Sonne, geht's nach draußen,
geht es raus in die Natur.
Sehe Bäume, Tiere, Pflanzen –
bin dem Leben auf der Spur.

Habe Freunde, liebe Menschen,
die mich nehmen, wie ich bin.
Sorgen über die Gebrechen machen wirklich keinen Sinn.

Widrigkeiten kann man trotzen,
bleib stets heiter im Gemüt.
Denn das Leben geht ja weiter –
– warte ab, was noch geschieht!

Es gibt keine „Alterssexualität“, aber sehr wohl eine Sexualität im höheren Alter. Sie hat meist eine andere Qualität, als in jüngeren Jahren. Männer und Frauen können, solange sie leben, sexuell aktiv sein, so nicht irgendwelche Lebensumstände dagegen sprechen. Es ist halt eine Tatsache, dass die Sexualität meist nicht mehr so triebhaft kraftvoll gelebt werden kann. Das bedeutet aber nicht, dass die Freude und Befriedigung abnehmen müssen.

Sexualität im Alter ist immer noch mit einem großen Tabu belegt. Alte Menschen tun „so etwas“ nicht. Überprüfen Sie sich selbst. Wie reagieren Sie, wenn Sie sich Oma und Opa nicht nur auf dem Sofa vorstellen, sondern bei einem erregenden Beischlaf mit Wollust und Freude? Durch viele Vorurteile, die auch die älteren Menschen oft verinnerlicht haben, werden sexuell aktive „Oldies“ oft schief angesehen. Sie werden belächelt und lächerlich gemacht, es ist peinlich, wenn sie Ihre Sexualität offen leben, sie wird ihnen nicht zugestanden.

Sexualität im Alter ist allerdings etwas ganz Natürliches. Sie ist nicht abnorm, unschicklich oder ekelhaft. Aber bitte keinen neuen Druck aufbauen; Sie müssen nicht, aber sie können und sollten dürfen.

Geschichte:

Eine Frau von 70 Jahren ist seit 3 Jahren Witwe. Sie hatte eine sehr enge Beziehung zu ihrem Mann, getragen auch von einer zärtlichen und abwechslungsreich gelebten Sexualität, durch die beide Freude und Befriedigung erlebten. Die Frau sehnt sich nach Zärtlichkeit, nach Sexualität, nach Gemeinsamkeit. Ihre Kinder sind erwachsen und sie hat Enkelkinder, um die sie sich sehr kümmert. Aber sie empfindet auch eine Leere in ihrem Leben. Fühlt sich oft alleine, und in ihrem Bett ist es kalt und einsam. Sie überlegte sich, wie sie einen netten Mann kennenlernen könnte. Eine neue Frisur und moderne Kleidung waren erst einmal der Anfang. Ihre Kinder waren etwas irritiert. Was sollte das denn? Weiterhin informierte sie sich, wo es Treffpunkte für ältere Menschen gab. Sie teilte ihrer Familie mit, dass sie nun mehr für sich tun will – nicht mehr zu Stand-By-Einsätzen bereit stünde –, weil sie gerne eine neue Beziehung eingehen wollte. Die Familie reagierte sehr unwillig, hatten kein Verständnis für die Wünsche und Bedürfnisse der Mutter. Eine Oma geht nicht mehr auf „die Piste". Sie solle sich doch lieber mehr mit den Enkeln beschäftigen, den Kindern mehr helfen oder einem Häkelclub beitreten.

Zum Glück hatte die Frau genug Selbstbewusstsein, ließ sich nicht beirren. Sie ging zum Tanztee, zu Vorträgen im Seniorenclub, belegte an der VHS Kurse, die ihren Interessen nahe kamen, ging zu einem Literaturkreis. Und glücklicherweise traf sie einen Mann, mit dem sie sich sehr gut verstand, und beide verliebten sich ineinander. Auch Verlieben

hat keine Altersgrenze. Erst trafen sie sich heimlich, damit keiner der Familie etwas bemerken konnte. Nachdem die Beziehung aber enger wurde, es sich abzeichnete, dass sie als Paar zusammenbleiben wollten, stellte sie ihren neuen Partner der Familie vor. Große Empörung = wieso musste das denn sein? Ablehnung und Ignoranz schlugen dem jungen, alten Paar entgegen. Die Mutter war sehr enttäuscht von ihrer Familie. Wieso gönnten sie ihr das neue Glück nicht? Es kam sogar zum Abbruch der familiären Beziehung, worunter alle sehr litten.
Nach längerer Zeit und durch die Vermittlung von Freunden und Bekannten konnte der Zwist beigelegt werden. Es hatte ja auch gute Seiten. Die Kinder fühlten sich nicht mehr so verpflichtet, die Mutter ständig in ihr Leben mit einzubeziehen. Die Enkelkinder bekamen einen neuen Opa, der viel mit ihnen spielte und unternahm. Die Frau war sehr glücklich, dass sie einen liebevollen Partner gefunden hatte. Die Kinder hatten begriffen, dass dieser Mann nicht den Vater ersetzen sollte, sondern dass ihre Mutter ein Recht auf eine neue, liebevolle und sexuell befriedigende Beziehung hatte. Ende gut, alles gut.

Leider läuft es nicht immer auf ein positives Ende hinaus. Es ist schon schwierig, sich im Alter noch einmal umzustellen, für die Partner und auch für das persönliche Umfeld. Toleranz und Akzeptanz sind gefragt. Der Mensch hat im Alter natürlich mehr Lebenserfahrung und ist im positiven Sinne „eigenartig", hat seine eigene Art, sein Leben zu gestalten, so zu leben, wenn die Umstände es zulassen, wie er will. Ein Recht auf eine eigene Lebensgestaltung mit einer befriedigenden Sexualität, mit Freude und Genuss, mit einem guten, sozialen Umfeld, mit Achtung und Akzeptanz, egal, ob es den anderen passt oder den gesellschaftlichen Normen entspricht. Also lasst die älteren Menschen leben, wie sie es für sich entscheiden! Und nicht aus Eigennutz und um sie der eigenen Vorteile Willen zu bevormunden und wie kleine Kinder zu behandeln, ihnen zu sagen, was sie zu tun und zu lassen haben.

In manchen Seniorenheimen gibt es Zimmer für Paare. In einigen Heimen wird Sexualität unter Mitbewohnern allerdings nicht gerne gesehen. Es kann vorkommen, dass das Pflegepersonal die Annäherung eines Bewohners, wenn sie dessen ausgewähltes Sehnsuchtziel sind, als sexuelle Belästigung empfinden. Sprechen Sie es an, denn dieser Mensch hat sicherlich einfach das Bedürfnis nach Nähe, nach Beziehung oder „sexuellen Notstand". Der Kopf ist voll mit sexuellen Wünschen, aber es gibt keine Möglichkeit, Sexualität zu leben, außer den bekannten „Handbetrieb".

Schade eigentlich, aber in den meisten Heimen ist die Sexualität nur ein zusätzliches Übel, mit dem man sich nicht gerne beschäftigen will oder aufgrund der Arbeitsüberlastung keine Zeit hat, damit in adäquater Art und Weise umzugehen. Natürlich muss klar sein, dass sexuelle Übergriffe nicht geduldet werden können, ob es nun das Personal betrifft oder die anderen Mitbewohner.

Geschichte:

In einem Altenheim lebte ein älterer Mitbewohner, der unter Demenz litt. Er war sehr freundlich, tat niemandem etwas, hatte aber die Angewohnheit, ob tags oder nachts, in die Zimmer von anderen Leuten zu gehen, sich dort langsam auszuziehen und ins Bett zu legen. Manche Damen waren doch sehr erschrocken und schockiert, wenn sie dann in ihren Raum kamen und er in ihrem Bett lag oder sich nachts zu ihnen legte. Er war der Meinung, dass es sein Zuhause wäre. Da er sehr friedlich war, konnte man ihn schnell dazu bringen, sich wieder anzuziehen und in sein eigenes Zimmer zu gehen. Es dauerte allerdings meist nicht lange, bis er wieder auf Wanderschaft ging, um sein „Zuhause" zu suchen. Ablenkung half zeitweise. Eine schwierige Situation für die Mitbewohner und das Pflegepersonal, was sowieso schon stark beansprucht war – immer zu viel Arbeit und zu wenig Mitarbeiter. Und manch einer kann dann mit solchen Situationen nicht umgehen.

Geschichte:

Ein Bewohner eines Altenheims, etwa 80 Jahre, und auch etwas unter Demenz leidend, hatte scheinbar einen noch sehr stark ausgeprägten Sexualtrieb. Er masturbierte, wo er ging und stand – im Haus, auf der Straße, beim Essen usw. –, war sich aber nicht mehr bewusst, wo er sich befand. Er hatte keine „natürliche Schamgrenze" mehr. Die Mitbewohner beschwerten sich darüber, und auch das Personal fühlte sich nicht unbedingt wohl.

Der Bewohner genoss ganz offensichtlich seine Gefühle. Alle mussten stets darauf gefasst sein, ihn irgendwo mit offener Hose anzutreffen. Nach Rücksprache mit seinem behandelnden Arzt, der Pflegedienstleitung und den Angehörigen wurden diesem Mann Tabletten mit triebhemmenden Mitteln verschrieben. Die Selbstbefriedigung trat nur noch selten in Erscheinung. Es schien für alle die beste Lösung.

Was mag der Mann, dem seine sexuellen Gefühle weggedrückt wurden, wohl empfunden haben? Manche Situationen sind schwer zu aller Zufriedenheit zu lösen. Niemandem sollte daraus ein Vorwurf gemacht werden, wenn aus bestimmten Gründen die persönliche Freiheit gegebenenfalls zum Wohle aller eingeschränkt werden muss. Aber es ist auch Besserung in Sicht. Die Bemühungen der neueren Sexualforschung bestätigen die sexuellen Bedürfnisse von älteren Menschen, und die Erkenntnisse werden in die Öffentlichkeit getragen, damit eine dringende Neuorientierung stattfinden kann.

Alles geht weiter,
Bleibe heiter,
Und dann:
Irgendwann –
wird alles gut.
Habe Mut
zum Leben,
zum Nehmen und Geben
Spüre, was Dir gut tut.

Haben Sie Mut, Ihre Hemmungen und Scheu zu überwinden.
Haben Sie Mut, ihre eigenen Wünsche zu äußern.
Haben Sie Mut zum intensiven Erleben der eigenen Gefühle.
Haben Sie Mut, zu lieben und sich lieben zu lassen.
Haben Sie Mut, Risiken einzugehen und sich auf die Sexualität, auf sich und einen anderen Menschen einzulassen.
Haben Sie Mut, Ihre eigenen Erfahrungen zu machen – auch mal einen „Fehler“ zu begehen.

Meine sexuellen eigenen Rechte

Diese gelten immer für Männer und Frauen.

Ich habe das Recht:

- meine Sexualität so zu leben, wie sie für mich richtig ist – ich habe die Wahl
- die Lust in mir zu entdecken, mich weiterzuentwickeln, zu verändern
- Sexualität zu lernen und zu genießen
- auch etwas nicht zu können oder zu wollen
- traurig zu sein, wenn ich etwas nicht bekomme, nicht befriedigt bin
- mich an meinen eigenen Wertvorstellungen bezüglich Sexualität zu orientieren und danach zu leben
- nein zu sagen, wenn ich nein meine – wenn etwas gegen meine Wertvorstellungen verstößt – wenn ich zu etwas nicht bereit bin
- auf Achtung, Respekt, Würde und Toleranz
- meine eigenen sexuellen Entscheidungen nach meiner Wahl zu treffen
- nach meinen eigenen sexuellen Vorstellungen Prioritäten zu setzen
- meine sexuellen Bedürfnisse, Gefühle und Wünsche als richtig anzusehen – sie zu akzeptieren

- mich bei Herabsetzung und Demütigung zu wehren – nein zu sagen
- mich nicht immer für andere und deren sexuelle Befriedigung verantwortlich zu fühlen
- auch mal etwas nicht zu können – nicht immer gut sein zu müssen
- auf meine eigenen sexuellen Gefühle, Empfindungen und Lust
- auch mal sexuell unzufrieden und wütend zu sein
- als einzigartige Persönlichkeit wahrgenommen zu werden
- meine Ängste zu zeigen und zu verbalisieren
- sexuelle Erfahrungen zu machen, ohne mich dafür rechtfertigen oder schämen zu müssen
- mich von Schuldgefühlen und falscher Scham zu befreien
- die eigenen Gründe für meine sexuellen Entscheidungen zu haben – ob sie nun rational, irrational oder emotional sind
- jederzeit eine andere Meinung zu vertreten, mich anders zu entscheiden, flexibel zu sein
- eine glückliche, befriedigende, lustvolle Sexualität zu leben
- auf Gesundheit und Zufriedenheit – auf Freunde und Bekannte
- auf sexuelle Beziehungen und Menschen meiner Wahl
- auf Zeit für mich

- auf Akzeptanz für meinen eigenen Körper, für mich als eigen-Art-iger Mensch
- auf Frohsinn, Fröhlichkeit, Albernheit
- verstanden zu werden
- Mich mit jedem Menschen anzufreunden – und jeden, den ich nicht mag, nicht in mein Leben zu lassen
- mich in den Mittelpunkt meines Lebens zu stellen – mir etwas Gutes zu tun, mich um mich selbst zu kümmern
- mir zu verzeihen – mit mir Geduld zu haben
- zu lieben, wenn ich will
- den Wunsch zu haben, geliebt zu werden, von wem ich will – auf Autosex und A-Sexualität
- auf meine Schamgrenze – auf Verweigerung der Penetration
- auf No-Porno
- Sex abzubrechen, auch mitten im Liebesspiel

Seien Sie sich Ihres Wertes bewusst. Glauben Sie es, dass Sie es wert sind, eine lustvolle und befriedigende Sexualität zu leben.

Nachwort

Lesen kann lustvoll sein, besonders zu zweit. Aber besser ist es, Sie werden aktiv, um Frust mit der Lust gar nicht erst aufkommen zu lassen. Lassen Sie sich an- und erregen, sich eventuell auf neue Dinge einzulassen.
Finden Sie heraus, was für Sie erstrebenswert ist, im Leben und in der Sexualität. Muss ja nicht teuer sein oder viel kosten, benutzen Sie Ihre Fantasie. Machen Sie aus Ihrer Sexualität ein fröhliches Spiel. Nehmen Sie nicht alles so ernst. Investieren und intensivieren Sie Zeit für das eigene Selbstbewusstsein, für die Begegnung mit sich selbst, Ihrem Körper und Ihrem Beziehungsmenschen. Wenn Sie etwas ändern möchten, reden Sie miteinander und tun Sie etwas. Regen Sie sich nicht über Dinge auf, die Sie nicht ändern können. Das kostet nur Energie. Seien Sie achtsam und aufmerksam gegenüber den eigenen Wünschen und Gefühlen. Tun Sie nur das, was zu Ihnen passt. Womit es Ihnen gut geht, was Freude und Spaß macht, Befriedigung sowie Geborgenheit schenkt und damit Zufriedenheit und – wenn Sie Glück haben – auch einige glückliche Momente. Viel Spaß!!!

Danksagung

Bedanken möchte ich mich bei G. Schuldt, meinen Kindern A. und T. für ihre Geduld, Hilfe und Aufmunterung, meinem Verleger Herrn T. Maruhn für seine vielen Anregungen und die „Antriebsenergie“, meiner Lektorin für ihre Unterstützung sowie meinen lieben Freundinnen für die vielfältige Hilfe.

Vielen lieben Dank an meinen Fotografen Frank TeiCon Teichmann.

Und zum Schluss: Dies ist kein autobiografisches Buch!

Anhang

„Liebespflanzen“, Aphrodisiakum

Aphrodisiakum = griechisch, die sinnliche Liebe betreffend, den Geschlechtstrieb und die Potenz stärkend, Hilfsmittel der Suggestionstherapie, pflanzliche, stimulierende und enthemmende Stoffe; Mittel, die das Urogenitalsystem reizen, Blutfülle im Unterleib verstärken können.

Liebstöckel (Levistikum offizinale)
Stammt aus Asien, „Stöckel der Liebe“, männlich-sexuelle Komponente, „Maggiekraut“ zum Würzen, bis zu zwei Meter hoch, kräftige Wurzel. Kraut und Wurzel gelten seit Jahrhunderten als Aphrodisiaka, Wurzel für Liebestränke, wirkt spasmolytisch, bei Entzündungen der Harnwege, Nierengries, Blähungen.

Kaffee (Coffea arabica)
Wächst im Schatten hoher Bäume, Koffein wird erst durch das Rösten frei, enthält Purinalkaloide, Chlorogensäure, Kaffeeöl; eine Tasse enthält etwa 80-180 mg Koffein, wirkt zentral anregend, herzanregend, stimuliert Magensaftproduktion, gut bei körperlicher Ermüdung, niedrigem Blutdruck, war früher ein heiliges Getränk,

Stimulation wirkt auch im erotischen Bereich, dann mit Kardamom würzen.

Sellerie (Apium graveolens)
Alte Gartenpflanze, in der Volksmedizin lange als Liebespflanze benutzt; als Glücksbringer ins Haus hängen; enthält ätherische Öle, Phthalide, Furano cumarine (können Allergien auslösen), Flavonoide, Eisen, Magnesium, Calcium, Diuretikum; bei Blasen- und Nierenleiden, Gicht, Rheuma; roh sehr kräftigend, in Europa das bekannteste Aphrodisiakum.

Petersilie (petroselinum chrispum)
Seit dem Altertum bekannte Gewürz- und Gartenpflanze, war Symbol der Wiedergeburt, mit den Stängeln wurde im Mittelalter Liebeszauber gemacht, enthält ätherisches Öl mit Apiol. Es ist anregend, auch auf den Uterus, kann Abort auslösen, stimuliert sexuell, krampflösend, reizt die Harnwege, leicht psychotrope Wirkung, in hohen Dosen kann das Öl der Petersilie und der Samen Nieren, Leber, Herz schädigen.

Scharfe Gewürze
Ingwer, Meerrettich, Pfeffer, Chili usw. sollen die Liebe anheizen, besonders bei sexueller Erschöpfung; wirken als Stärkungsmittel. Die Scharfstoffe verbessern die Durchblutung, regen auch das Nervensystem an.

Rosen, verschiedene, stark duftende Sorten, z.B. rosa damascenae
Die Rose ist die Blume der Liebe, ihr Duft und das ätherische Öl sind süß, schwer, warm, orientalisch; war in Ägypten ein Universalmittel, Schlafräume mit Rosenblättern bedecken. Aphrodite und Venus geweiht, gilt als Mittel, das die Sinnlichkeit stimuliert, aber symbolisiert auch Reinheit und Unberührtheit, wirkt leicht antiseptisch, wundheilend, Haut regenerierend, harmonisierend, entspannend und beruhigend, gut in Schwangerschaft und bei der Geburt. Stark auch im seelischen Bereich, fördert Geduld und Liebesfähigkeit, öffnet Herz und Seele.

Weinrebe (Vitis vinifera)
Eine der ältesten Kulturpflanzen, kommt aus Kleinasien, Persien, Dionysos-Baccus geweiht, Blut der Erde genannt, zu Ehren des Gottes die orgiastischen Weinfeste, Traubensaft/-wein enthält rund 500 verschiedene Inhaltsstoffe, ändert sich je nach Jahrgang und Anbaugebiet; reich an Mineralstoffen, Vitaminen, Gerbstoffen, Farbstoffen, verschiedene Säuren. Wein ist eines der bedeutendsten Rauschmittel, früher oft zusätzlich versetzt mit anderen Drogen. Gutes Auszugsmittel für Arzneien, Medizinalweine, in kleinen Mengen gutes Aphrodisiakum, kommt aber auf die Dosis und die Menge des in ihm enthaltenen Alkohols an. Alkohol wirkt bekanntlich enthemmend ... Er weckt das Begehren, macht den Akt jedoch unmöglich (Shakespeare).

Vanille (Vanilla plantifolia)

Liane, Blüten sind nur 24 Std. zu befruchten, medizinischer Gebrauch war bei Maya, Tolteken und Azteken bekannt. Hauptinhaltsstoff Vanillin, wirkt schwach antiseptisch, anästhetisch, herzstärkend, angstlösend, bei Ermüdung, sexueller Erschöpfung, Impotenz, Stimulanz für das Gehirn und die Sexualität, menstruationsfördernd, also nicht zu viel oder zu lange einnehmen.

Rezepte

Rosenwasser:

Nehmen Sie duftende, ungespritzte Gartenrosen oder kaufen Sie sie beim Bio-Blumenhändler (125 g). Bedecken Sie die Blütenblätter mit kochendem, destilliertem oder abgekochtem Wasser. Nach 24 Stunden abfiltern und beispielsweise als Haut- und Gesichtswasser benutzen. Sie können es aber auch fertig in Naturkostläden, Apotheken und Reformhäusern kaufen.

Körpermassageöl, 1-prozentig

50 ml Basisöl, (Oliven, Mandel, Nachtkerze, Sonnenblume usw.)

7-15 Tropfen ätherisches Öl nach Wahl

Massageöl, 10-prozentig
50 ml Basisöl
30-50 ml ätherisches Öl nach Wahl

Brustmassageöl
Allgemein werden ätherische Öle **nie pur** angewendet, sondern immer mit einem anderen Medium verdünnt.
30 ml gutes Basisöl
je 3 Tr. Rosengeranie
je 3 Tr. Tuberose
je 3 Tr. Neroli
je 3 Tr. Angelikawurzel

Gute andere ätherische Öle sind unter anderem:

Zitronengras	–	stärkt das Gewebe
Rosenöl	–	weckt tiefe Gefühle
Sandelholz	–	erotisierend
Ylang-Ylang	–	erotisierend
Lavendel	–	beruhigend
Melisse	–	entspannend

Stillöl mit Kümmel und Fenchel
Karottensamenöl (Aufpassen, dass Babys nicht damit in Berührung kommen!)

Erotisches Massageöl:
25 ml eines guten Basisöls (Mandel, Oliven, Sonnenblumen usw.)
6 Tr. ätherisches Sandelholzöl
3 Tr. ätherisches Ylang-Ylang-Öl
2 Tr. ätherisches Rosen- oder Jasminöl (teuer)
(ersetzen durch 2 Tr. Neroli, Angelikawurzel oder Tuberose; ätherisches Neroliöl baut nervliche Anspannungen ab.)

Entspannendes Massageöl
25 ml Basisöl
5 Tr. Lavendel
2 Tr. Geranie
1 Tr. Melissenöl

Sinnliches, belebendes Öl
100 ml Basisöl
3 Tr. Mandarine
1 Tr. Jasmin
2 Tr. Ingwer
2 Tr. Kardamom
2 Tr. Zimtrinde
4 Tr. Tonkabohne
Längere Zeit reifen lassen. Auf Bauch und unteren Rücken morgens und abends einreiben, mehre Wochen.

Erotisierendes „Parfüm", auch zur Partnermassage und für Duftlampen geeignet
50 ml Basisöl
5 Tr. Rose
5 Tr. Sandelholz
5 Tr. Ylang-Ylang

Depressive Verstimmungen
50 ml Basisöl
4 Tr. Bergamotte
2 Tr. Neroli
3 Tr. Mandarine
1 Tr. Lavendel
1 Tr. Rose
In die Bauchhaut im Uhrzeigerverlauf einreiben.

Oder:
50 ml Basisöl
4 Tr. Orange
2 Tr. Neroli
2 Tr. Bergamotte
2 Tr. Vanille

Mensisschmerzen

25 ml Basisöl

4 Tr. Geranie

4 Tr. Schafgarbe

1 Tr. Rose

Einige Tage vor der Regel auf den Bauch und unteren Rücken einreiben.

Heilpflanzen

Gänsefingerkraut (Potentillae anserinae herba)

Frischpresssaft

oder:

1 TL fein geschnittenes Kraut

1 Tasse kochendes Wasser

10 Min. ziehen lassen und abseihen,4-6 Tassen tägl.

Angelikawurzel, Engelwurz (Angelica archangelica), bei Krämpfen, Stress

2 TL Wurzel

¼ l kaltes Wasser, langsam bis zum Sieden erhitzen, 5 Min. ziehen lassen, 3 Tassen tägl., nicht süßen.

Bei starken Blutungen in den Wechseljahren:

Hirtentäschelkraut (Bursae pastoris herba)

1 EL Kraut, 1 Tasse kochendes Wasser, 15 Min. ziehen lassen, 4 Tassen tägl.

Hitzewallungen – Umschläge mit Hydrolaten (Pflanzenwasser) von Rosen, Orangen, Lavendel auf Gesicht und Körper legen oder sich damit abwaschen. Ginseng lindert ebenfalls Hitzewallungen.
Urtinkturen von u.a. schwarzer Johannisbeere, Salbei, Melisse.

Kreislaufstörungen – Tee oder Urtinktur von Weißdorn, Rote Weinrebe, Steinklee.

Nervosität, Schlafstörungen – Tee oder Urtinkturen von Melisse, Steinklee, Lavendel, Passionsblume.
Fencheltee kann aufgrund seiner Inhaltsstoffe den Östrogenspiegel erhöhen.

Kleopatra – Bad ist ein Genuss
1 Becher Schlagsahne
2 EL Honig
1 EL Jojobawachs
1 Tr. äthr. Rosenöl
1 Tr. äthr. Jasminöl
3 Tr. äthr. Sandelholzöl
3 Tr. äthr. Ylang-Yang-Öl

Heilpflanzen bei „Frauenleiden“

Gänsefingerkraut: krampflösend, zusammenziehend, wundheilend, bei starken Blutungen
Rosmarin: bei Müdigkeit, Schlappheit, Schwäche
Heublumen: entspannend, krampflösend, durchblutungsfördernd
Traubensilberkerze: Wechseljahrbeschwerden, PMS, Regelschmerzen
Johanniskraut: Depressiven Verstimmung, Rotöl gut bei Schmerzen
Pestwurz: Kopfschmerzen, andere Schmerzen
Weidenrinde: Schmerzen allgemein

... und fragen Sie Ihren Arzt oder Apotheker!
Immer individuelle Verträglichkeit und Allergien beachten!!!

Mutterkraut (Tanacetum parthenium, Chrysanthemum parthenium)
Ein sanftes Mittel bei verzögerter Menstruation (Arzt fragen), appetitanregend, beruhigend, gut für Verdauung und Leber. Nicht in der Schwangerschaft einnehmen!
1 TL getrocknete Pflanzenteile
¼ L kochendes Wasser, 2-5 Min. ziehen lassen, abseihen.
1-3 Tassen tgl.

Soll auch gegen Migräne, Trigeminusneuralgie und Ischias sowie als Gesichtswasser bei Hautunreinheiten helfen.

Liebstöckel (Levistikum officinale)

Stärkt die Unterleibsorgane, Durchspülungstherapie bei Blasenentzündung, Nierengries, bei Eisenmangel, Stress, unreiner Haut.

2 L Wurzel oder Kraut oder beides zusammen in ¼ L kaltes Wasser, zum Kochen bringen, abseihen, 2 Tassen tägl.

Achtung: Nicht anwenden bei bekannten Herz- und Nierenerkrankungen, nicht in der Schwangerschaft. Bei Anwendung keine Sonnenbäder, Hautkontakt mit frischen Pflanzenteilen kann zu Reizungen führen.

Vanille-Tinktur

8 g Vanillestangen zerkleinern und in 100 ml 70 % Alkohol 9 Tage einlegen, zuckern, mehrmals tgl. einige Tropfen.

Kräftigungstrunk: 1 TL Tinktur, Honig, Kakao, Mais- oder Pfeilwurzmehl, Wasser oder Milch.

Vanilla Urtinktur oder D2 – stimuliert Gehirn und sexuelle Gelüste. Nie in der Schwangerschaft einnehmen, kann Fehlgeburt auslösen und auch Blutungen hervorbringen.

Nahrungsmittel

Können sie sexuelle Lust und Kraft erhöhen; lassen Sie auch Ihre Fantasie mitspielen.
Beim Samenerguss verliert der Mann viel Zink. Lebensmittel, die viel Zink enthalten sind u.a.: Meeresfrüchte, Austern, Hähnchenfleisch, (Hühnersuppe bei Erkältung!), Vollkornprodukte, Weizenkeime.
Essen Sie 3 x täglich: Blütenpollen oder Mangos, Birnen, Papayas, Ananas, Artischocke, Melone. Diese Lebensmittel sollen angeblich die Zahl der Spermien steigen.

Brotaufstrich aus Bockshornkleesamen
1 EL Samenpulver
1 EL Honig
1 EL Butter
Alles gut vermengen, soll gegen Darmgeschwüre helfen und die Gebärmutter stimulieren.

Allgemein Potenz steigernd sollen sein: Basilikum, Bärenklau, Tomate, Zuckerwurzel.
Allgemein ist eine gesunde Vollkost immer gesundheitsfördernd, viel Vitamine, Ballaststoffe.
Meiden Sie Zucker, Kaffee, Nikotin und andere Genussmittel. Haben Sie Hunger auf Schokolade, riechen Sie an einer Vanilleschote, soll angeblich die Lust auf Schokolade dämpfen.

Homöopathie

Avena sativa D1: Nervosität, Schlafstörungen, Konzentrationsschwäche
Magnesium phosphorikum D4: Krämpfe, Koliken, Migräne, 5 Tabl. als Stoß im Mund zergehen lassen.
Passiflora D4: Krämpfe, Schmerz, Schlaflosigkeit
Viscum album D1: Blutungen, Aufregung, Unruhe, Herzschwäche
Ruta D3: Blutungen

Erklärungen spezieller Ausdrücke

Adoleszenz: lat. Adolescere, heranwachsen, Jugendalter, Zeitraum von der späten Kindheit bis zum Erwachsenenalter

Aphrodisiakum: = gr., die sinnliche Liebe betreffend, den Geschlechtstrieb und die Potenz stärkend, Hilfsmittel der Suggestions-Therapie, pflanzliche, stimulierende und enthemmende Stoffe; Mittel, die das Urogenitalsystem reizen, Blutfülle im Unterleib verstärken

Biologisches Geschlecht: männliche, weibliche Körpermerkmale

Chakra, Chakren: aus dem Sanskrit, tantrischen Hinduismus, Kreis, Rad, Energiezentren zwischen physischen und feinstofflichen Körper

Coitus: lat. von coire, coitum= sich vereinigen, Zusammentreffen, alle Formen penetrierender Sexualkontakte

Frigidität: Bezeichnung für das Fehlen oder Ausbleiben sexueller Empfindungen und/oder des Wunsches nach sexueller Betätigung überhaupt, sexuelle Empfindungslosigkeit bei Frauen

Geschlechtsrolle: soziale Rolle als Mann/Frau, Verhaltensweisen, die in einer Kultur für ein bestimmtes Geschlecht typisch sind

Geschlechtsidentität: eigene Einschätzung, ob männlich oder weiblich

Impotenstia generandi: Sterilität, kann aber den Geschlechtsverkehr vollziehen

Impotenztia coe undi: kann den Geschlechtsverkehr nicht vollziehen, keine oder zu geringe Erektion

Intersexualität: Zwischenbereich zwischen männlich und weiblich

Klimakterium: Wechseljahre

Libido: Geschlechtstrieb, Geschlechtslust gehört wie Hunger und Durst zu den stärksten Trieben; ist an kein Alter geknüpft; individuell stark unterschiedlich ausgeprägt, primäres Fehlen sehr selten

Lubrikation (vom lat. Lubfricare): Feuchtwerden der Scheide, schlüpfrig

Menarche: erste Menstruation, erste Regel

Menstruation: monatliche Blutung der geschlechtsreifen Frau

Menopause: Letzte Blutung, nur im Nachhinein feststellbar. Sie ist die letzte Regelblutung (ca. 1 Jahr keine Blutung)

PC-Muskel: Muskulus pubococcygeus, elastisches Muskelband vom Schambein bis zum Steißbein reichend, umschließt u-förmig Harnröhrenöffnung, Scheide und Mastdarm (Rektum)

Penetration: lat. penetrare, eindringen, durchdringen

Phimose: Vorhautverengung, Erektion und Geschlechtsverkehr oft nur mit Schmerzen oder gar nicht möglich

Potio-Kappe: wird vor dem Geschlechtsverkehr über den Muttermund gestülpt ähnlich dem Diaphragma, Verhütungsmethode

Point of no return: Der Moment, wo man den Orgasmus nicht mehr zurückhalten kann, der Reflex läuft unaufhaltsam ab

Psychotrop: griech. Psych = Seele, trop = wirksam

Pubertät: lat. Pubertas, Geschlechtsreife, zwischen 11.-18. Lebensjahr

Sexualität: Allgemein umfassende Bezeichnung für die mit dem Sexualakt (Coitus) zusammenhängenden, mehr oder weniger komplexen Antriebe, Gefühle, Erwartungen, Einstellungen und Verhaltensweisen beim Menschen und bei Tieren sowie der daraus resultierenden Konflikte (beim Menschen). In der Sozialpsychologie wird Sexualität unter den Aspekten der Geschlechterrollen, der Partnerwahl sowie kulturell verschiedener Einstellungen zur Sexualität, Sitten und Gebräuche sowie Normen in Zusammenhang betrachtet

Sexuelle Orientierung: Bevorzugung von männlichen oder weiblichen Sexualpartnern

Spasmolytisch: krampflösend

Tabu: In der von Freud erweiterten Bedeutung bezeichnet Tabu ein Verbot von Handlungen, welche moralischen Standards widersprechen (sex. Tab. Inzestverbot)

Thelarche: Entwicklung der Brustdrüse zwischen dem 9.-13./14. Lebensjahr; Entwicklung in 5 Stadien

Transvestitismus: Kleidung und Verhalten des anderen Geschlechts annehmen

Transsexualität, Transidentität: Geschlechtsumwandlung, keine Identifikation mit dem Geschlecht, mit dem der Mensch bisher gelebt hat; sich dem anderen Geschlecht zugehörig fühlen, der Körper soll durch verschiedene Maßnahmen zur Übereinstimmung mit der eigenen, gefühlten Identität gebracht werden

Vagina: Scheide, Teil der inneren weibl. Geschlechtsorgane, etwa 8-10 Zentimeter lang

Zwitter: Hermaphrodit

Sexualwissenschaftliche Beratungsstellen

Uni Hamburg: Sexualberatung – Ambulanz

Uni Kiel: Sexualmed. Forschungs- und Beratungsstelle

Humboldt-Universität Berlin: Institut für Sexualwissenschaft und Sexualmedizin

Deutsche Gesellschaft für Sozialwissenschaftliche Sexualforschung, (DGSS). Institut für Lebens- und Sexualberatung

Sexualtherapeutische Praxis Prof. U. Clement

Pro Familia in der jeweiligen Stadt

ISG (Informationszentrum für Sexualität und Gesundheit e.V.)

Geschäftsstelle c/o Uniklinik Freiburg, Hugstetterstr. 55, D-79106 Freiburg

Bücher

Alles Liebe, Gerti Senger, dtv Verlag

Aroma-Therapie, Judith Jacksons, Seite 136, Ernst Kabel Verlag

Beckenboden und Sexualität, Helle Gotved, Trias

Brust Bilder, Sabine Voigt, Ebersbach

Das Brustbuch, Dr. Susan Lov, Bechtermünz Verlag

Das große Kneippbuch, Dr. med. J. H. Kaiser, Ehrenwirth Verlag

Das Tao der weiblichen Sexualität, Maitreyi D. Piontek, O. W. Barth Verlag

Die Last mit der Lust, Pietropinto, J. Simenauer, Knaur

Die Liebe ist das Kind der Freiheit, M. L. Moeller, ro ro ro Verlag

Die Kräuter in meinem Garten, S. Hirsch/F. Grünberger, Weltbild

Die Psychologie sexueller Leidenschaft, David Schnarch, Klett/Cotta

Die Sexualität des Menschen, Haeberle, Seite 311 ff, Nikol Verlagsgesellschaft mbH & Co. KG, Hamburg, 2. erweitere Auflage

Die sexuelle Revolution, Wilhelm Reich, Fischer Verlag

Die Sexualität des Menschen, Haeberle, Seite 207

Frauenkörper neu gesehen, Orlanda Frauenverlag, ein illustriertes Handbuch

Frauensache, Hilf Dir selbst, Dr. med. W. Feichtinger, Christa Kurt, Orac Verlag
Gelegenheit macht Liebe, M. L. Moeller, ro ro ro Verlag
Hemmung der Lust, H. S. Kaplan, Enke Verlag
Homöopathisches Repetitorium, DHU, Karlsruhe 2002
Kultur-Geschichte der Erotik, Band 1-10, Ludwig Knoll, VS Verlagshaus Stuttgart GmbH, B. U. international
Lehrbuch der Phytotherapie, R. F. Weiß, Hippokrates
Leitfaden Phytotherapie, Schilcher, Kammerer, Wegener, Urban & Fischer
Männermedizin in der allgemeinen und internistischen Praxis, WB Schill, RG Bretzel, W Wieder, Urban Fischer
Naturheilkunde in der Gynäkologie, Rina Nissim, Orlanda Verlag
Neue Lust am Sex, C. Hermann, I. Jakobi, Heel, Ratgeber
Orgasmus, Jack Lee Rosenberg, Herzschlag Verlag
Praxis Aromatherapie, Monika Werner (Ruth von Braunschweig), Haug Verlag
Pschyrembel, Klinisches Wörterbuch, de Gruyter
Pschyrembel, Wörterbuch der Sexualität, de Gryter 2003
Psychosomatische Grundversorgung in der Frauenheilkunde, M. Neises, S. Ditz, Thieme Verlag
Psychogene Sexualstörungen der Frau, Friedhelm Struben, G. Fischer Verlag
Sex für Dummies, Ruth K. Westheimer, Thomson Publishing international company
Sexualität und Bindung, Heinz Meyer, Beltz Verlag
Sex und Gewalt, Reiner Gödtel, Fischer Verlag

Sexualität, Wörterbuch zur Psychologie, Werner D. Fröhlich, dtv
Sexuelle Störungen und ihre Behandlung, Wolmar Sigusch, Thiemen Verlag
Sinnlichkeit und Sexualität, Lothar Riedel, Perspektiv Media Verlag
Transzendenter Sex, Jerry Gillies, Paul Zsolnay Verlag
Trotz allem, Bass, Davis, Orlanda Verlag
Unser Körper, Unser Leben, ro ro ro Sachbuch
Worte der Liebe/Erotische Zwiegespräche, M. L. Moeller, ro ro ro Verlag

Lizenzvereinbarungen

Shutterstock:
https://www.shutterstock.com/license?language=de
Fonts (Bebas Neue, Bowlby SC One):
http://scripts.sil.org/cms/scripts/page.php?site_id=nrsi&id=OFL
Freie Icons: https://creativecommons.org/licenses/by/3.0/

Bildnachweise

Cover-Bilder:
Benguhan / shutterstock.com
Icon (Female, Male) made by OCHA from www.flaticon.com
Icon (Heart) made by Google from www.flaticon.com
Bebas Neue (by Ryoichi Tsunekawa, Dharma Type Foundry)
Bowlby One SC (by Vernon Adams)

Autorin: Frank Teicon Teichmann

Gabriele Schuldt steht Ihnen für Vorträge,
Seminare und Lesungen gerne zur Verfügung.

Kontaktanfragen bitte ausschließlich
über den MusketierVerlag unter
info@musketierverlag.de

Weiterhin im MusketierVerlag erschienen:

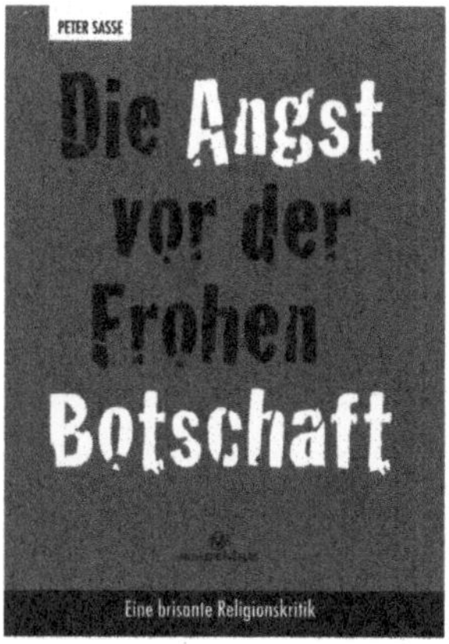

In seinem ersten Buch „Die Angst vor der Frohen Botschaft“ setzt sich Peter Sasse kritisch mit der katholischen Kirche auseinander und zeigt fundiert sowie schonungslos Jesus-Mythen und die Widersprüchlichkeit der Glaubenslehre, Frauendiskriminierung, sexualisierte Gewalt, das Problem der Kirche mit der Sexualität der Frau, das schändliche Verhalten der Kleriker und Völkermorde auf. Dabei beleuchtet Sasse sowohl das Alte als auch das Neue Testament mit all seinen Facetten – auch mit der Annahme, Mutter Teresa sei eine barmherzige Frau gewesen. Ein Werk für Gläubige und interessierte Laien, die sich nicht scheuen, einen etwas anderen Blick auf die Kirche zu werfen.

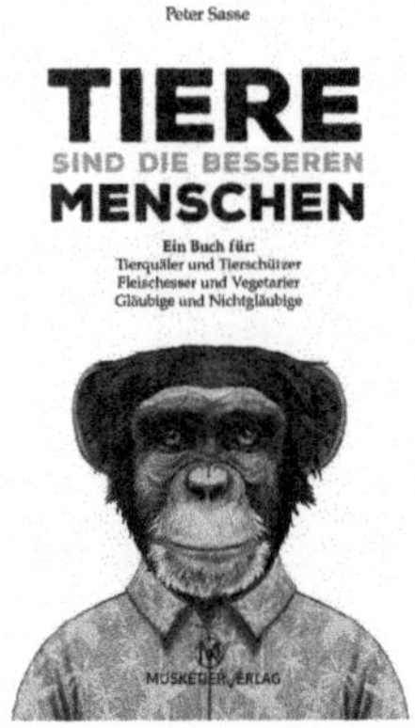

In seinem zweiten Buch „Tiere sind die besseren Menschen“ geht der Gesellschaftsphilosoph Peter Sasse der Frage ganzheitlich nach, warum Menschen Tiere schlecht behandeln. Die Erklärungen hierzu gibt er ausführlich in gesellschaftspolitischen Aspekten, geht aber auch auf philosophische und naturwissenschaftliche Fakten ein. Entstanden ist ein einzigartiges Werk, das neben grausamer Tierquälerei auch anrührende Freundschaften von Mensch zu Tier, Tier zu Mensch und Tier zu Tier aufzeigt und zudem aufrüttelt, aufklärt und dazu anregt, unser bisheriges Verständnis und Verhalten gegenüber den Tieren zu überdenken.